Les soins spirituels vus par les médecins généralistes belges et les médecins de famille canadiens

Enquête qualitative

Éthique et pratique médicale

fondée par Richard Moreau
Collection dirigée par Roger Teyssou

La collection « Éthique et pratique médicale » est une tribune qui permet à tous les acteurs du monde de la santé, professionnels, enseignants, administrateurs, économistes et patients d'exposer leurs opinions, de décrire leur expérience et de proposer des solutions aux problèmes posés par une profession en pleine mutation, et ce en toute indépendance et en conformité avec la déontologie et les bonnes pratiques médicales.

Dernières parutions

Odon NSWELE ILUNDU, *Principes fondamentaux de l'épidémiologie. Concepts, causalité et pratiques*, 2025.
Francine KYABU KYAMANGA, *Spécificités africaines du cancer de la prostate et controverses autour du dépistage. Une revue de littérature*, 2025.
Henry COUDANE (dir.), *La réflexion éthique en chirurgie et dans les pratiques interventionnelles innovantes*, 2025.
Jacques RICHARD, *La médecine à ses frontières, La pratique médicale en question*, 2025.
Laurane GROS, *L'humanisation des soins infirmiers en réanimation. L'empathie des soignants et la résilience des patients*, 2025.
Ali RECHAM (dir.), *Le corps comme laboratoire*, 2025.
Pauline HAULTCOEUR, *Stop la prise de tête avec mon assiette ! Mon histoire à propos des Troubles du Comportement Alimentaire (TCA)*, 2025.
Jean-Michel PELLAT, *La matière et son éminence grise. Des expériences de mort imminente à l'énigme de la conscience*, 2024.
Roch MYLAN ETOU, *Honneurs à la mathématique, Regard épistémologique sur la mathématique*, 2024.
Pierre-Marie TEBEU, *Mes grands pas en gynécologie*, 2024.
Pierre-Marie TEBEU, *Mes grands pas en obstétrique*, 2024.
Sophie GUGLIELMONI, *Soutenir les mineurs isolés face au psychotraumatisme. Une éthique relationnelle à l'aide sociale à l'enfance*, 2024.
Marie-Caroline LAÏ, *Éthique, Intelligence Artificielle et santé. Pour la construction d'un cadre éthique opérationnel*, 2024.

Olivier Nkulu Kabamba

Les soins spirituels vus par les médecins généralistes belges et les médecins de famille canadiens

Enquête qualitative

L'Harmattan

Du même auteur

Les menaces contre la procréation eu République démocratique du Congo. Etupes pluridisciplinaires, L'Harmattan, décembre 2024

« Les répercussions du VIH/Sida sur la fertilité : la situation sociologique en République démocratique du Congo engendre des constructions sociales de la sexualité reproductive qui appellent une vigilance éthique et juridique » dans Olivier Nkulu Kabamba, « Les menaces contre la procréation eu République démocratique du Congo », Etudes pluridisciplinaires, décembre 2024, p.65-92.

Le cancer et la sorcellerie. Narration d'un malentendu étiologique et clinique en médecine, L'Harmattan, février 2024

La réflexivité dans la relation soignant-soigné. Un regard éthique sur l'empathie, L'Harmattan, juillet 2023

« L'éco épidémiologie du paludisme » dans Francine Kyabu Kyamanga, *Le paludisme : Connaissances de base / éco—épidémiologie / Recherche / Vaccins,* janvier 2023, p.39-76

« Les vaccins contre le paludisme : revue de littérature (2020-2022) » dans Francine Kyabu Kyamanga, *Le paludisme : Connaissances de base / éco—épidémiologie / Recherche / Vaccins,* janvier 2023, p.97-118

5-7, rue de l'École-Polytechnique, 75005 Paris
http://www.editions-harmattan.fr
ISBN : 978-2-336-54708-4
EAN : 9782336547084

Introduction

Dans l'exercice de leur profession, comment les médecins généralistes en Belgique et les médecins de famille au Canada perçoivent-ils les soins spirituels ? Autrement dit, comment les soins spirituels sont-ils perçus par les médecins généralistes en Belgique et par les médecins de famille au Canada[1] ? L'intérêt porté à cette question est né du fait que j'observe que la spiritualité est aujourd'hui de plus en plus un concept incontournable en soins de santé, surtout dans les médecines alternatives qui présentent les soins spirituels

[1] Signalons que l'appellation « médecins généralistes » est le terme utilisé en Belgique et en France pour désigner ceux qu'on appelle au Canada « les médecins de famille ». Un médecin généraliste est le médecin qui suit les différents problèmes de santé des usagers. Par sa proximité, sa disponibilité, sa connaissance du patient et de son environnement familial, le médecin généraliste a un rôle très important pour le diagnostic d'une maladie, pendant les traitements et lors de la surveillance après les traitements. Le médecin généraliste est le premier recours en soins de santé de la population, il est en première ligne. Qu'il traite une grippe ou prescrive un examen, le généraliste prend en charge ses patients dans leur globalité (habitudes, hygiène de vie, antécédents) et les suit le plus souvent sur une longue période. Médecin traitant, il assure la coordination avec ses confrères spécialistes. Au Canada, les médecins de famille, souvent appelés généralistes, jouent un rôle primordial dans l'amélioration de la santé de la population et dans la prestation de soins de santé personnels, complets et continus aux patients.

comme base de leur démarche[2]. Tant pour les patients et leurs familles ainsi que pour le personnel soignant, les questions qui relèvent de la spiritualité, les questions autour du sens de la vie, de la mort, du sens de la maladie et de la souffrance, des valeurs, des croyances, ne sont absolument pas hors sujet dans le domaine des soins. La pertinence et l'apport des soins spirituels en soins de santé en général intéressent de plus en plus les gens. C'est ce que dit aussi entre autres Vonarx (2014) : « En dépit des efforts passés pour séparer et distinguer l'espace médical de l'espace religieux, on note que les rapports qui existent entre la santé et le religieux sont de plus en plus abordés dans les sciences de la santé. Ils le sont beaucoup dans des recherches quantitatives, épidémiologiques, behavioristes et psychosociologiques qui présentent et comprennent la santé et les phénomènes religieux en de multiples variables »[3]. C'est aussi ce qu'indique Collaud (2013) : « La spiritualité suscite un intérêt croissant dans le contexte des maladies MND (Maladies Neurologiques Dégénératives) »[4]. D'ailleurs à ce propos, on observe que des formations et programmes diplômant en soins

---

[2] Cfr. Nkulu Kabamba, O. (mai 1993), *La présence d'un accompagnateur spirituel dans un milieu hospitalier : intrusion ou nécessité.* Mémoire présenté pour l'obtention du grade de Master en Sciences hospitalières. Université catholique de Louvain. Faculté de Médecine, École de santé publique, Département des Sciences hospitalières et médico-sociales. Promoteurs : Professeur Jacques Masson et abbé Jean-Marie Martou.

[3] Vonarx, N. (2014), « La spiritualité et la santé | entre contestation salutaire et réduction scientifique », in SpiritualitéSanté.
https://www.chudequebec.ca/a-propos-de-nous/publications/revues-en-ligne/spiritualite-sante/dossiers/la-spiritualite-dans-les-services-et-les-soins-de/la-spiritualite-et-la-sante-entre-contestation-sal.aspx
Auteur cite : LEVIN, J. S. (2001). « Préface » in: Koenig H.G McCullough, M. E., & Larson, D. B., *Handbook of Religion and Health*, New York: Oxford University Press.

[4] Collaud, T. (2013), *Démence et résilience : mobiliser la dimension spirituelle,* Bruxelles, Lumen Vitae.

spirituels sont désormais organisés dans les Universités[5]. Les soins spirituels font désormais partie intégrante des soins offerts aux personnes malades lorsqu'ils expriment des besoins spirituels ou lorsqu'ils manifestent une détresse spirituelle. C'est ce que soutient la Professeure Suissesse Marie-Denise Schaller (2009), médecin cheffe, service de médecine intensive adulte, Centre hospitalier universitaire Vaudois, Lausanne (Suisse) « Le médecin face à la dimension spirituelle de son patient » :

> « La Spiritualité est une dimension importante de l'être humain. Elle fait partie du bien-être, donc de la santé. (Elle fait partie de la définition de la santé par l'OMS). Elle fait partie de la prise en charge holistique du patient. Le médecin traitant est souvent en première ligne, face au patient auquel il communique les dégâts de la maladie, le

[5] Un échantillon des Universités francophones qui organisent un programme diplômant en soins spirituels :
– Université de Montréal (Canada) : Diplôme d'études supérieures spécialisées (DESS) en Spiritualité et santé
https://admission.umontreal.ca/programmes/dess-en-spiritualite-et-sante/
– Université de Laval (Canada) : Diplôme d'études supérieures spécialisées en études pastorales - accompagnement spirituel en milieu de santé
https://www.ftsr.ulaval.ca/etudes/diplome-detudes-superieures-specialisees-en-etudes-pastorales-accompagnement-spirituel-en-milieu-de-sante/apercu
– Université de Lausanne (Suisse) : *Certificate of Advanced Studies* (CAS) en *Accompagnement spirituel en milieu de santé* délivré par l'Université de Lausanne
https://www.formation-continue-unil-epfl.ch/formation/accompagnement-spirituel-milieu-sante-cas/
–Université de Sherbrooke (Canada) : Microprogramme de 2e cycle en soins spirituels
https://www.usherbrooke.ca/religieux-contemporain/programmes/cycles-superieurs/microprogramme-de-2e-cycle-en-soins-spirituels

pronostic... l'avenir..., il doit acquérir les compétences pour prendre en considération cette dimension : connaître son devoir, mais aussi ses limites. Le médecin doit intégrer cette dimension dans le travail interdisciplinaire et notamment dans sa collaboration avec les aumôniers » »[6].

C'est aussi ce que disent dans leur étude Tavares, Martins, Pinto, Caldeira, Pontífice Sousa, Rodgers, (2022) : « La spiritualité est une dimension de la vie et de l'être humain qui devrait être incluse dans les soins de santé holistiques »[7].

Comment les soins spirituels sont-ils perçus par les médecins généralistes en Belgique et par les médecins de famille au Canada dans l'exercice de leur profession ? Pour répondre à cette question, j'ai pensé qu'il était bon, d'une part, de parcourir les publications qui abordent cette notion de « soins spirituels » afin de comprendre par quoi ces soins sont définis, quels fondements leur sont accordés, quels objectifs leur sont attribués ; et d'autre part, faire une enquête qualitative auprès des médecins généralistes en Belgique et auprès des médecins des familles au Canada pour connaître leurs avis afin de circonscrire les contours de la perception qu'ils ont des soins spirituels.

Mais avant toute autre considération, il me semble judicieux que pour mieux aborder la perception des « soins

---

[6] Marie-Denise Schaller, M.-D. (2009), « Le médecin face à la dimension spirituelle de son patient » in Actes du symposium du samedi 31 janvier 2009 organisé par les équipes d'aumônerie et le service pastoral du CHC, *Quelle place pour la spiritualité dans les soins ? Donner corps au spirituel*, p. 13-14.
https://www.saintluc.be/sites/default/files/library/aumonerie/2023-07/ASL_Quelle-place-pour-la-spiritualit%C3%A9-dans-les-soins.pdf

[7] Tavares, A.P., Martins, H., Pinto, S., Caldeira, S., Pontífice Sousa, P., Rodgers, B., (2022) « Réconfort spirituel, soutien spirituel et soins spirituels : une analyse conceptuelle simultanée » in *Forum des infirmières* (*Nursing Forum*),n° 57, p.1559- 1566. ID PM : PMC10099816 ID PM : 36 448 491

spirituels » qu'ont les médecins généralistes en Belgique et les médecins de famille au Canada, il est préférable, pour dissiper tout malentendu, d'annoncer au préalable les prémisses à partir desquelles je construis mon élaboration.

1° Première prémisse : Avec d'autres, je commence par reconnaître que, de nos jours, définir « la spiritualité » n'est pas en soi une chose aisée. Force est de constater l'absence de consensus en ce qui concerne les contours définissant le terme « spiritualité ». Nérisson (2021) a bien raison de dire que : « la principale caractéristique de ce concept « spiritualité » est le manque de consensus en ce qui concerne sa définition ». C'est aussi ce qu'exprime Vecoli (2019) : « La spiritualité est une notion complexe, qui est le résultat d'une longue histoire et d'une torsion sémantique récente ». Dans son article « Spiritualité et santé », Simard (2008) qualifie le terme « spiritualité » de « réalité polysémique et parfois source de confusion » : « Définir la spiritualité représente un défi, étant donné les différentes acceptions que l'on donne à cette réalité ou à ce vocable. Mais, tout discours nécessite une clarification du langage. Il est donc essentiel de préciser la notion de spiritualité avant d'en aborder le lien avec la santé ». Josephson et Wiesner (2004) eux, disent que le terme « spiritualité », « il s'agit d'un concept parapluie (*umbrella concept*) dans lequel la catégorie religion est englobée »[8].

2° Deuxième prémisse : Je partage avec d'autres la vision anthropologique selon laquelle « tout être humain a une dimension spirituelle »[9], autrement dit, la spiritualité est une dimension inhérente à chaque être humain. La dimension

---

[8] Josephson, A.M. et Wiesner, I.S. (2004), «Worldview in psychiatric assessment », in Josephson, A.M. and Peteet, J.R. (ed), *Handbook of Spirituality and Worldview in clinical practice,* Arlington,VA, American Psychatric Publishing, p.16.

[9] Biot, C., Guimard, F., Hortala, F., « La dimension spirituelle de l'homme » in Biot, C., Guimard, F., Hortala, F., *Mourir vivant : comment ?,* Paris, Éditions de l'Atelier, 1996, p. 101-130.

spirituelle réfère directement au mot « esprit ». Tout être humain a donc une spiritualité. La spiritualité est un élément constitutif et intrinsèque de l'être humain, c'est-à-dire, l'être humain est constitué d'une dimension abstraite nommée « esprit » qu'on distingue ou qu'on oppose à son corps, et qui l'anime et l'influence. Chaque personne, qu'elle soit croyante ou non, a une dimension spirituelle, comme l'écrit le prêtre-médecin français, hématologue, Bruno Cazin (2015) : « Tout homme a une vie spirituelle : c'est la dimension du sens, ce qui lui permet de vivre en intégrant les inconnues à propos de son origine et de sa destinée, de la naissance et de la mort, le mystère du mal et de la violence, la souffrance et le bonheur, bref, les grandes questions existentielles, la dimension subjective et relationnelle de la personne »[10]. La vie spirituelle chez tout être humain, quelles que soient ses croyances, peut donc être considérée comme une expérience de vie et comme une recherche ou une quête.

3° Troisième prémisse : Je partage également avec d'autres le principe selon lequel : « tout être humain éprouve des besoins spirituels ». Du fait de sa conscience d'être humain et la raison qui le caractérise, toute personne expérimente en permanence un questionnement intérieur et éprouve des besoins spirituels à combler ainsi que des aspirations spirituelles qui cherchent l'horizon de leur accomplissement[11]. Les besoins spirituels existent indépendamment d'un système de croyances. La célèbre infirmière américaine Virginia Henderson (1969), affirme que respecter les besoins spirituels des personnes et s'assurer

---

[10] Cazin, B., (2015), *Dieu m'a donné rendez-vous à l'hôpital. Itinéraire spirituel d'un prêtre-médecin*, Paris, Bayard, p.45.

[11] « Besoins spirituels » est une expression qui se rattache explicitement à la psychologie humaniste américaine, laquelle définit tout homme comme un être de besoins. Plus volontiers, on parlera de « demandes spirituelles » pour exprimer cette attente de l'homme d'être saisi dans sa globalité et d'avoir la possibilité de manifester ce qui fait le fond de son humanité.

qu'ils puissent les satisfaire en toute circonstance, fait partie des soins infirmiers de base[12]. Autrement dit, tout être humain est habité par une quête spirituelle qui s'exprime en termes d'attachement aux valeurs, d'application des principes pour guider sa vie, de quête de sens. Cette dernière est plus saillante lorsque surviennent la maladie et les difficultés dans la vie. « Effectivement, l'accompagnement spirituel devient particulièrement opportun dans le réseau de la santé en regard de la « crise » possible vécue par les patients. Celle-ci engendre souvent un point nodal pouvant affecter la vie intérieure de la personne touchée par la maladie. Marin (2013) l'indique bien en parlant de l'épreuve de la maladie : « ... [elle] est pour certains l'expérience d'une altération radicale, la découverte effrayante d'une étrangeté au cœur même de l'intimité et ne permet plus rien d'autre qu'une redéfinition de soi »... Notre vision de la spiritualité est intimement liée à l'épreuve de la maladie et à la souffrance qui peut en découler »[13].

4° Quatrième prémisse : Mon autre point de départ, c'est aussi la mise en évidence de la conviction suivante largement partagée en soins de santé : « Il ne faut pas confondre « spiritualité » et « religion ». En effet, comme le disent Brandt, Dessart, et Zhargalma Dandarova-Robert (2021) :

---

[12] Henderson, V. (1969), *Principes fondamentaux des soins infirmiers*, Genève, O.M.S., p.8.

[13] Marin, C. (2013), « La maladie : entre crise et critique », in SpritualitéSanté, 1er décembre 2013 https://www.chudequebec.ca/a-propos-de-nous/publications/revues-en-ligne/spiritualite-sante/dossiers/la-crise-impasse-ou-metamorphose/la-maladie-entre-crise-et-critique.aspx

De cette auteure, on peut aussi lire avec intérêt :

– MARIN, C. (2008). *Violences de la maladie, violence de la vie*, Paris, Armand Colin.

– MARIN, C. (2014). *La maladie, catastrophe intime*, Paris, PUF, 2014.

Référence citée : Marin, Claire, (2013) La maladie/ entre crise et critique, Spiritualitésanté, Vol. 6 no. 3.

« Un large consensus, dans les disciplines du soin, distingue la spiritualité de la religion, et donne une définition de la spiritualité qui englobe la religion... Selon cette représentation consensuelle du rapport entre religion et spiritualité, la religion est renvoyée à l'organisation institutionnelle de pratiques et croyances collectives en lien avec des traditions enracinées dans temporalité longue. À l'inverse, la spiritualité peut prendre autant des formes qu'il y a d'individus. La diversité de ces formes constituerait un ensemble bien plus vaste que celui représenté par la diversité des traditions religieuses. De ce point de vue, parler de spiritualité dans le monde des soins est en phase avec le scepticisme contemporain à l'égard des institutions religieuses »[14]. Donc, toute religion prend racine dans la dimension spirituelle de l'être humain. Il existe une diversité des spiritualités en termes des croyances. Autrement dit, désormais, on admet généralement qu'il existe plusieurs formes des spiritualités[15] : « des spiritualités religieuses » et « des spiritualités non religieuses », à l'exemple de Comte-Sponville (2006) qui parle de « spiritualité sans Dieu »[16], ou de Grand'Maison

[14] Brandt, P.Y., Dessart, G., Zhargalma Dandarova-Robert, G., et al. (2021), « Soins et santé : la spiritualité comme ressource pour le patient et le psychologue », in Rousseau, N. et Renard, E., *Psychologie et spiritualité : Fondements, concepts et applications,* Malakoff, Dunod, p.71.

[15] Cf.

[16] Comte-Sponville, A. (2006), *L'esprit de l'athéisme : Introduction à une spiritualité sans Dieu*, Paris, Albin Michel.

On peut également lire avec intérêt :

– Fuller, R.C., (2001), *Spiritual but not Religious: Understanding unchurched America*, New-York, Oxford University Press.

– Renard, E., Bichérri-Barron, E. et Roussiau, N. (2019), « La spiritualité areligieuse : perspectives appliquées dans la santé » in Gaymard, S. (dir), *Psychologie sociale appliquée aux grandes thématiques contemporaines,* Coll. « Logiques sociales », Paris, L'Harmattan, p. 85-96.

(2013) qui parle d'« une spiritualité laïque »[17]. La spiritualité se présente comme un mouvement intérieur qui invite toute personne à trouver des réponses aux questions fondamentales concernant le sens et l'accomplissement de sa vie à travers ses joies et ses peines. Pour certains, le religieux fait partie intégrante de la spiritualité ; pour d'autres, le religieux ne fait pas partie de leur spiritualité. Bref, la religion et la spiritualité sont deux choses possiblement liées, mais néanmoins différentes. Cette distinction entre spiritualité et religions mérite, me semble-t-il, d'être souvent rappelée dès le début d'articles scientifiques. La religion renvoie à une institution organisée de pratiques et de croyances collectivement partagées qui prescrit une façon d'être, d'agir et de penser à ceux qui y adhèrent. Quant à la spiritualité, elle renvoie à une expérience singulière, individuelle et privée, liée ou non à la religion. Elle se traduit dans une façon d'être, dans le sens et le but donnés à l'existence par un individu, dans le questionnement intérieur ou dans une quête de sens existentiel.

5° Cinquième prémisse : comme autre prémisse de départ, avec d'autres, j'admets et je m'approprie la conviction selon laquelle : sur le plan spirituel, le monde est pluraliste et évolue, comme dit Max Weber, sous le « polythéisme des valeurs ». J'admets avec d'autres que dans notre monde il y a autant des systèmes des croyances et des pratiques que des visions du monde en ce qui concerne la spiritualité. Plus exactement, sur le plan spirituel, nous vivons dans une société construite sur un pluralisme religieux qui induit comme le dit Ruwen Ogien (2009) : « un pluralisme moral tel qu'il s'exprime dans le style de pensées et de vies des personnes »[18]. En effet, les spiritualités, qu'elles soient religieuses ou

---

[17] Grand 'Maison, J. (2013), *Une spiritualité laïque au quotidien. Neuf voies d'accès au spirituel,* Montréal, Novalis.

[18] Ruwen Ogien (2009), *La vie, la mort, l'État. Le débat bioéthique,* Paris, Grasset, p.109.

areligieuses, professent différentes conceptions du corps et du rapport à la souffrance et à la mort, elles impliquent dans l'ici-bas des modes de vie orientés par la présence de la foi ou par l'absence de foi dans l'au-delà. Elles influencent ainsi les attitudes et les comportements face à la santé et aux soins de santé.

6° Sixième prémisse : Avec d'autres, j'admets l'opinion selon laquelle : il existe réellement une corrélation entre « spiritualité et santé »[19], entre « spiritualité et maladie »[20], et entre « spiritualité et soins médicaux et soins infirmiers »[21].

---

[19] À ce sujet, on peut lire avec intérêt entre autres :
– Koenig, H.G., (2010), *Medecine, Religion and Health: where Science and Spirituality meet*, West-Conshohochen, Templeton Foundation Press
– Bailly, N. (2009), « Vieillissement, religion et spiritualité » in Roussiau, N. (dir), *Psychologie sociale de la religion*, Rennes, Presses Universitaires de Rennes.
– Simard, N., (2006), « Spiritualité et santé », in Reflets, vol.12, n° 1, p. 149-157.
– Levin, J.S. (1996) « Religion and Health: is there an association, is it valid and is it causal? » in Social Science Medicine, vol.38, n° 11, p.1475-1482.
– Levin, J.S. (1996), « Is there a religious factor in health? » in *Journal of Religion and Health,* nr 26, p.9-36.

[20] À ce sujet, on peut lire avec intérêt entre autres :
– Fischer, G.N., (2008), *L'expérience du malade. L'expérience intime*, Malakoff, Dunod
– Collaud, T. (2013), *Démence et résilience : mobiliser la dimension spirituelle,* Bruxelles, Lumen Vitae.

[21] À ce sujet, on peut lire avec intérêt entre autres :
– Jobin, G., (2012), *Des religions à la spiritualité. Une appropriation biomédicale du religieux dans l'hôpital*, Bruxelles, Lumen Vitae.
– Juguet, M. (2010), « Représentation du spirituel dans les soins palliatifs. Proposition d'un repère et d'une méthodologie pour sa définition », in *Médecine palliative : soins de support – accompagnement – éthique*, vol.9, n° 4, p. 205-213
– Koenig, H.G., (2010), *Medecine, Religion and Health: where Science and Spirituality meet*, West-Conshohochen, Templeton Foundation Press

Dès lors, dans les soins, ne pas tenir compte des attentes spirituelles de la personne soignée, c'est comme amputer la personne d'une dimension essentielle d'elle-même. « La spiritualité renvoie, dans la littérature médicale, à une dimension anthropologique dont il faudrait prendre soin, au même titre que les dimensions physiques et psychologiques »[22] soulignent Pujol, Jobin et Beloucif, (2014). Pour tout soignant qui veut aider de façon globale une personne malade, considérer les besoins spirituels de la personne est donc une nécessité. Cela signifie que le soignant doit s'intéresser à la fois à la douleur physique, à la souffrance sociale, à la souffrance psychologique et à la souffrance spirituelle de la personne soignée.

À propos de ces différentes prémisses de départ, il faut reconnaître que les opinions à leur sujet ne sont pas figées et ne convergent pas dans une forme d'unanimité. Au contraire, elles se présentent sous une forme de diversité et parfois même, dans une large divergence des vues. Dès lors, tout raisonnement pertinent qui les concerne doit refléter ou prendre en compte la diversité et le pluralisme qu'elles affichent.

Pour le développement de mon propos dans cet ouvrage qui porte sur « comment les soins spirituels sont perçus par les médecins généralistes en Belgique et par les médecins de famille au Canada », j'opte pour une élaboration en trois parties :

– la première partie concerne le vocable même « soins spirituels », comment les définit-on ? Comment sont définis les « soins spirituels » dans les écrits scientifiques qui leur sont consacrés ? Autrement dit, en quoi consistent-ils ? Quel fondement justifiant leur utilité ou leur nécessité leur attribue-t-on dans les processus thérapeutiques ? À quoi renvoient-ils

[22] Pujol, N., Jobin, G.& Beloucif, S., (2014), « Quelle place pour la spiritualité dans le soin ? », in *Esprit,* Juin 2014, n° 405, p. 75-89.

en pratique ? Quels sont leurs soubassements pratiques de leur application ?

– la deuxième partie est consacrée à une enquête qualitative à base des entretiens non-directifs avec les médecins généralistes en Belgique et les médecins des familles au Canada : comment perçoivent-ils les « soins spirituels » ? Quelles sont leurs opinions ou leurs convictions à propos de ces « soins » ? Bref, dans leur pratique professionnelle, quelle perception se dégage de leurs points de vue ou de leurs opinions à propos des soins spirituels ?

– la troisième partie concerne les interprétations et discussions à propos des avis des médecins interrogés sur leur perception des « soins spirituels », quelles interprétations possibles peuvent se dégager de leur perception des soins spirituels ? Quelles questions soulève leur perception de soins spirituels ? Quelles conclusions possibles peuvent en découler ?

Je signale en passant que ce genre d'études ont déjà été menées par d'autres, notamment en ce qui concerne des infirmières : leur perception des soins spirituels. C'est le cas de l'étude de Mcaaerry et Jamieson, (2011) « Une enquête en ligne sur les perceptions des infirmières concernant la spiritualité et les soins spirituels : une enquête en ligne sur les perceptions des infirmières »[23].

[23] McSherry W, Jamieson S. (2011), « Une enquête en ligne sur les perceptions des infirmières concernant la spiritualité et les soins spirituels : une enquête en ligne sur les perceptions des infirmières » in *Journal Clinical Nursing,* 2011;20(11-12):1757-1767. 10.1111/j.1365-2702.2010.03547.x

PARTIE I.

Soins spirituels : concepts, définitions, fondements et applications

1. Concepts et définitions

Dans l'abondante littérature en soins de santé consacrée aux soins spirituels[24], plusieurs concepts reviennent régulièrement et de façon complémentaire pour les définir ou les décrire, à savoir : « accompagnement spirituel », « assistance spirituelle », « soutien spirituel », « aide spirituelle », « réconfort spirituel », et même « thérapie spirituelle ». Plusieurs études consacrées aux soins spirituels dans les soins de santé se penchent sur cet ensemble des

[24] L'étude de Tavares, Martins, Pinto, Caldeira, Sousa, Rodgers (2022) est un exemple en la matière : « Les articles de recherche rédigés en anglais, en espagnol ou en portugais qui traitaient directement des soins spirituels, du réconfort spirituel ou du soutien spirituel, y compris ceux qui fournissaient des définitions obliques, des antécédents ou des attributs de chaque concept, ont été inclus dans cette revue. Au total, 3036 articles ont été identifiés spécifiquement sur les soins spirituels, 317 sur le soutien spirituel et 34 sur le réconfort spirituel. » Tavares, A.P., Martins, H., Pinto, S., Caldeira, S., Pontífice Sousa, P., Rodgers, B., (2022) « Réconfort spirituel, soutien spirituel et soins spirituels : une analyse conceptuelle simultanée » in *Forum des infirmières* (*Nursing Forum*), n° 57, p.1559- 1566. ID PM : PMC10099816 ID PM : 36 448 491

concepts. C'est le cas notamment de Tavares, Martins, Pinto, Caldeira, Sousa, Rodgers (2022) qui font une bonne analyse conceptuelle de ces différents termes dans leur étude intitulée : « Réconfort spirituel, soutien spirituel et soins spirituels : une analyse conceptuelle simultanée »[25]. C'est aussi le cas de l'étude de Ramezani, Ahmadi, Mohammadi, Kazemnejad, (2014) « Soins spirituels en soins infirmiers : une analyse conceptuelle »[26].

Au Québec, sur le site internet de « Santé Estrie » (2010), il est indiqué que : « Les soins spirituels sont un ensemble de gestes, de paroles et de rituels élaborés pour vous accompagner. Ces soins vous aident à répondre à vos divers besoins spirituels éveillés par la maladie, le changement, la prise de décisions difficiles, la fin de la vie ou la mort d'un proche »[27]. Santé Estrie (2010) présente comme ceci « les bienfaits des soins spirituels » : Les soins spirituels permettent :

- d'améliorer votre santé et de vous adapter à votre condition actuelle ;
- de réduire votre angoisse intérieure ;
- d'entreprendre une réconciliation avec vous-même, les autres et Dieu ;
- de prendre conscience des projets de vie à mettre en œuvre ;
- d'aider à lâcher prise sur ce qui est moins important ;

---

[25] Tavares, A.P., Martins, H., Pinto, S., Caldeira, S., Pontífice Sousa, P., Rodgers, B., (2022) « Réconfort spirituel, soutien spirituel et soins spirituels : une analyse conceptuelle simultanée » in *Forum des infirmières / Nursing Forum*, n° 57, p.1559- 1566. ID PM : PMC10099816 ID PM : 36 448 491

[26] Ramezani M, Ahmadi F, Mohammadi E, Kazemnejad A., (2014) « Soins spirituels en soins infirmiers : une analyse conceptuelle » *in International Nursing Review.* 2014;61(2):211-219. 10.1111/inr.12 099

[27] Santé Estrie, Les bienfaits des soins spirituels. https://www.santeestrie.qc.ca/clients/SanteEstrie/soins-services/Themes/personnes-agees/Depliant_Soins_spirituels_juillet2010.pdf

- de vivre des deuils ;
- de reprendre confiance et rétablir des contacts ;
- de prendre conscience de votre existence en dehors de la maladie ;
- de se donner des repères sécurisants pour renforcer l'autonomie.

De son côté, Buchter (2022) définit « le Spiritual Care » comme « l'attention portée à la dimension spirituelle au cœur du « prendre soin » et toutes les actions qui en découlent »[28]. Les soins spirituels font partie de la santé et du soin selon la définition que l'OMS (Organisation Mondiale de la Santé) donne à ces deux termes. L'OMS définit la santé comme « état de complet bien-être physique, mental et social, [qui] ne consiste pas seulement en une absence de maladie ou d'infirmité ». La santé est ainsi prise en compte dans sa globalité. Elle est associée à la notion de bien-être. Les soins couvrent une large gamme d'interventions destinées à soutenir la santé, la guérison et le bien-être des patients. Ils peuvent être classés en plusieurs catégories en fonction de leurs objectifs et de la nature des soins prodigués :

- Soins de base : aide aux activités quotidiennes (hygiène, alimentation, mobilité).
- Soins techniques : gestion des médicaments, changement de pansements, surveillance médicale.
- Soins de prévention : vaccinations, éducation à la santé, dépistage.
- Soins palliatifs : soulagement de la douleur, soutien émotionnel pour les patients en fin de vie.
- Soins de réhabilitation : aide à la récupération après une maladie ou une opération.
- Éducation thérapeutique : informations sur la gestion de la santé.

---

[28] Buchter S., (2022), *Intégrer la spiritualité dans les soins,* 2022. Doi : 10.1016/j.soin.2022.05.008.

- Soins de longue durée : assistance continue pour les conditions chroniques ou le déclin lié à l'âge.

On peut soutenir sans se tromper que le soin a pour but de répondre aux besoins fondamentaux de l'être vivant. Et en ce qui concerne l'être humain, « soigner » contribue à faire retrouver au patient souffrant, son bien-être complet physique, psychologique et social. Les soins couvrent une large gamme d'interventions destinées à soutenir la santé, la guérison et le bien-être des patients. Eux aussi, les intervenants en soins spirituels présentent ceux-ci comme un ensemble d'interventions à large spectre destinées à soutenir la santé intérieure, la guérison et les bien-être des patients. Comme l'indiquent Brandt, Dessart, Zhargalma Dandarova-Robert (2021) : « Le monde des soins part donc d'un constat : la religion ou la spiritualité des patients constitue un facteur qui a un impact sur la santé et le rétablissement. Ce constat ressort de revues de littérature sur les liens entre spiritualité et santé, aussi bien dans le champ médical que dans le champ des soins infirmiers et de la psychologie »[29].

Le terme qui définit le plus « les soins spirituels » est celui d'« accompagnement spirituel ». Lorsqu'on parle des soins spirituels, on parle volontiers de la qualité de

---

[29] Brandt, P.-Y., Dessart, G. ; Zhargalma Dandarova.-Robert, G., (2021) « Soins et santé : la spiritualité comme ressource pour le patient et le psychologue », in Roussiau, N. et Renard, E. (dir), (2021) *Psychologie et spiritualité : Fondements, concepts et applications*, Paris, Dunod, p. 70-71.
Études cités par les auteurs :

- Koenig, H.G. (2008), *Medicine, Religion and Health. Where science and spirituality meet,* West Conshohocken, Templeton Foundation Press,
- Roos, L. (2006), «Spiritual care in nursing: an overview of the research to date », in Journal of clinical nursing, 15, 7, p.852-862.
- Bailly, N., Roussiau, N., Fleury-Gahi, G., (2011), « Étude des liens entre croyances religieuses et spirituelles, la santé et l'âge », in Bulletin de Psychologie, vol.16, n° 2, p. 51-57.

l'accompagnement qui permet à la personne de trouver en elle et dans ses convictions les ressources dont elle a besoin pour mener à bien sa recherche d'équilibre intérieur face aux questionnements existentiels qui la perturbent : doutes, tourments, recherche de la paix intérieure, recherche de sens aux événements, quête spirituelle et/ou religieuse. La réponse aux besoins spirituels passe par l'accompagnement. Celui-ci nécessite de l'intervenant en soins spirituels[30], présence, écoute, disponibilité, humilité et empathie, qui sont des capacités intimement liées à certaines qualités humaines intrinsèques. Ces capacités sont aussi liées à la dynamique de l'intervenant lui-même, à la formation, et à la complémentarité dans le travail d'équipe qui nécessite une bonne circulation de l'information et une coordination des actions. Cette dernière passe par l'existence d'une franche collaboration entre les acteurs. L'offre d'un accompagnement spirituel se base sur une écoute active et ouverte afin de permettre à la personne souffrante de s'exprimer le plus librement.

Si les uns utilisent le concept d'« accompagnement spirituel » pour désigner les soins spirituels, d'autres emploient le terme d'« assistance spirituelle ». C'est le cas notamment de Dinu et Dinu (2016) « L'assistance spirituelle dans l'espace hospitalier. Représentations, discours et actions dans un milieu orthodoxe »[31]. L'assistance spirituelle consiste

[30] Au Québec, l'intervenant en soins spirituels (I.S.S.) est un professionnel ayant une formation universitaire et membre de l'AIISSQ/ACSS *l'Association des Intervenants et Intervenantes en Soins Spirituels du Québec* et de *l'Association Canadienne des Soins Spirituels.* Il est engagé par le réseau de la santé afin de soutenir et aider les usagers, leur famille et leurs proches à identifier leurs besoins et leurs propres ressources spirituelles et/ou religieuses qui leur sont aidantes en contexte de maladie.

[31] Dinu, C.E., et Dinu,A.L, (2016) « L'assistance spirituelle dans l'espace hospitalier. Représentations, discours et actions dans un milieu orthodoxe », in Brandt P.-Y et Besson, J., *Spiritualité en milieu*

parfois à être simplement là, à soutenir, à écouter, à suggérer quelques pistes qui amène l'être humain en difficultés de trouver l'apaisement, de trouver son chemin, de trouver un sens à ce qu'il vit. D'autres utilisent le terme « soutien spirituel » pour définir les soins spirituels. Le soutien spirituel consiste à assurer une présence bienveillante, pleine d'humanité et d'empathie à une personne malade ou en souffrance confrontée à des émotions fortes dues par exemple : à la confrontation crue à la mort (effroi), la remise en question existentielle (sens de la vie), la remise en question de soi, la remise en question des croyances, de la foi en un ordre divin. En elle-même, la souffrance n'a pas de sens, mais, à travers un soutien spirituel, elle peut devenir une occasion de grandir en humanité. La présence silencieuse et bienveillante de l'assistant spirituel redonne l'humanité au malade qui se dit : « même si je vais mourir, je reste précieux aux yeux de quelqu'un qui me dit : « Tu es et tu restes important pour moi ». C'est la signification de la présence silencieuse auprès de quelqu'un qui souffre : le malade sent qu'il est important pour quelqu'un et qu'il reste important même s'il se dégrade physiquement.

Pour parler des soins spirituels, d'autres encore font référence aux termes d'« aide spirituelle », de « conseil spirituel » ou de « réconfort spirituel ». À travers ces termes, le mot « accompagnement spirituel » revient sans cesse pour les décrire. En ce sens que « l'aide spirituelle » aussi appelée « soutien spirituel », « conseil spirituel » ou couramment « accompagnement spirituel » consiste en une pratique relationnelle qui vise à aider les individus dans leur quête de sens, dans leur recherche de bien-être, de paix intérieure et de croissance personnelle, dans leur questionnement existentiel.

---

hospitalier, coll. « Psychologie et Spiritualité », Genève, Labor et Fides, p. 87-106

L'« accompagnement spirituel » prend le sens d'un soin dans la mesure où on lui adjoint une fonction thérapeutique. Accompagner spirituellement quelqu'un fait partie intégrante du prendre soin de lui dans le sens du mot « *care* »[32]. L'intervenant spirituel ou l'accompagnateur spirituel fait partie de l'équipe soignante, ce qui aboutit à la définition de l'accompagnement spirituel comme un service de soin rendu à toute personne en souffrance qui demande une présence faite d'écoute et de conseil qui puisse l'aider dans la maladie à mieux vivre ou découvrir son chemin de vie. L'accompagnateur spirituel soutient et guide la personne à la recherche du sens de son existence. Il lui propose des repères qui lui permettent de comprendre et d'orienter sa vie, de trouver des réponses à son questionnement et à sa quête de sens. Le soin spirituel en lui-même consiste donc dans l'accompagnement efficace et efficient de la personne humaine dans sa recherche du bien-être global et de l'équilibre qui lui manque à cause des perturbations causées en lui par les déséquilibres de sa santé physique et son état mental.

---

[32] « La maladie implique le soin, au sens commun du traitement curatif ; c'est le cure. Le soin est entendu ici au sens du déploiement de techniques ayant pour visée la guérison. Aussi le sujet malade nécessitera-t-il toujours que l'on prenne soin de lui, de sa personne ; que l'on ait à son égard le « souci de », et non seulement le souci de la maladie, dans une externalité, de façon désincarnée. Une telle attention, c'est le care. La maladie implique le « cure, » un traitement rationnel ; l'attention à l'autre, elle, implique un relationnel qui n'est plus rationnel : le « care » : « sollicitude », ou encore « accompagnement », « présence à l'autre »,qui sont autant de mots se référant à une profondeur relationnelle et à une durée de la relation.. Jean-Daniel Lalau (CHU d'Amiens, Hôpital Nord, Service d'endocrinologie-diabétologie-nutrition et Coordination pour la prévention et l'éducation du patient en Picardie, Amiens, France), « Le cure et le care ». 2020 published by Elsevier. This manuscript is made available under the Elsevier user license https://www.elsevier.com/open-access/userlicense/1.0

Lorsqu'il intervient en soins de fin de vie, l'intervenant en soins spirituels explore la souffrance spirituelle ou la détresse spirituelle que vit la personne, et ce, au moment présent. Ses interventions dans ce contexte visent plus précisément les conflits de valeurs ou les croyances souffrantes, l'arrêt des pratiques spirituelles, la perte de sens, le désespoir, l'impuissance, l'isolement, le repli sur soi, la rupture d'engagements potentiels ou du projet de vie, le regret ou le pardon vis-à-vis ses proches. Il accompagne la personne vers un espace d'humanisation pour vivre pleinement ce qu'il lui reste à vivre[33].

Encore aujourd'hui, beaucoup de personnes, même certains médecins, comparent les soins spirituels à des services d'un aumônier ou d'un prêtre ou d'un représentant d'une religion. C'est un héritage et une influence de la culture judéo-chrétienne. Mais de nos jours, on insiste sur le fait qu'un intervenant en soins spirituels ne remplace pas un prêtre, mais pourra accompagner quiconque le demande dans sa quête de spiritualité, qu'elle trouve sa source dans la religion ou non. Cela renvoie au fait que la spiritualité n'est pas confinée au domaine des religions, elle le déborde.

Dans la littérature scientifique consacrée aux soins spirituels, on s'aperçoit que ceux-ci sont placés dans l'orbite de la définition anthropologique de l'être humain comme une entité constituée d'un corps, d'une âme et d'un esprit. « L'être humain est corps, âme et esprit »[34]. « La vision

[33] Cfr. Nkulu Kabamba, O. (mai 1993), *La présence d'un accompagnateur spirituel dans un milieu hospitalier : intrusion ou nécessité.* Mémoire présenté pour l'obtention du grade de Master en Sciences hospitalières. Université catholique de Louvain. Faculté de Médecine, École de santé publique, Département des Sciences hospitalières et médico-sociales. Promoteurs : Professeur Jacques Masson et abbé Jean-Marie Martou.

[34] Quelques références bibliographiques intéressantes à ce sujet :

anthropologique dite tripartite ou ternaire considère l'être humain comme étant composé de trois dimensions : physique, psychique et spirituelle...En souscrivant au fait que l'être humain est composé de trois dimensions, on suppose qu'une personne atteinte sur le plan physique est aussi affectée sur les plans psychique et spirituel. Et, à l'inverse, si une personne souffre sur le plan spirituel, il est fort possible aussi que les autres dimensions de sa vie soient également ébranlées »[35]. La dimension spirituelle est composée de tout ce qui fait appel aux valeurs, à la recherche de sens, aux croyances s'inscrivant ou non dans une religion donnée. Et elle est particulièrement ébranlée devant la maladie mentale, la maladie physique ou tout événement venant bouleverser l'ordre des choses, au moment où la vie elle-même semble perdre tout son sens. Autant le corps exprime des besoins et peut être affecté par les maladies, autant l'esprit et l'âme ont les leurs et peuvent être affectés par des perturbations. C'est dans cet esprit que s'inscrit la définition des soins spirituels. Car, inclure l'âme, c'est considérer l'individu dans sa globalité cognitive, psychologique, physique, sociale et spirituelle. Ainsi, en référence à la définition de l'être humain comme entité constituée d'un corps, d'une âme et d'un esprit, on parle de « soins corporels ou soins du corps », et des « soins spirituels

– Gramaget, M., (2017), *Corps-âme-esprit - Introduction à l'anthropologie ternaire*, Paris, édition Almora.
– Herz, J. (2011), *L'âme entre le corps et l'esprit,* coll. « Nouvelle psychologie spirituelle », Paris, Éditions ECCE.
– Bible : 1 Corinthiens 2, 13-3, 3, Paul parle de trois types de personnes : l'homme spirituel (*pneumatikoi*), l'homme psychique ou naturel (*psychikoi*, littéralement, « de l'âme »), et l'homme de la chair, homme charnel (*sarkikoi*).

[35] Bélanger, B., Beauregard, L., Bélanger, M., Bergeron, Bergeron, C., (2019), *Compendium sur la pratique de la note au dossier en soins spirituels. Des concepts et des guides*, Québec, CSanté, p.7
Référence citée : Fromaget, Michel, (2009) « Anthropologie et soins de santé, les trois dimensions de la personne humaine », *Spiritualitésanté*, Hiver-printemps 2009, p 12 - 22.

ou soins de l'esprit et/ou soins de l'âme ». « Soigner le corps » pour le soulager et / ou le guérir des maux qui l'affectent comme « soigner l'esprit » pour lui apporter un bien-être, le soutenir dans son aspiration d'apaisement par rapport à ce qui le tourmente, lui proposer ce qui peut le soutenir dans ses luttes et ses questionnements, lui assurer un équilibre lorsqu'il rencontre des perturbations intérieures. Il y a une sorte de « pathologisation » de l'esprit comme le laisse entrevoir le concept de « souffrance spirituelle » ; de même, il y a une sorte de « thérapeutisation » de la spiritualité comme le laisse entrevoir le concept de « soins spirituels », comme l'écrivent Murgia, Notarnicola, Rocco, Stievano, (2020), : « La spiritualité est reconnue comme une dimension fondamentale de la vie qui peut contribuer positivement à la santé et au bien-être des patients et à la gestion des maladies »[36]. « Le soutien spirituel et le soin spirituel sont tous deux ancrés dans un contexte thérapeutique »[37].

La spiritualité a donc une connotation thérapeutique, car, étant souvent définie par les gens comme une démarche de restauration de sens de la paix intérieure, donnant une raison de vivre, outil d'amélioration de la relation avec les autres et de fortification de croyances relatives au sens de la vie. C'est dans ce sens que vont les applications des soins spirituels liées à la profession des personnes soignantes appelées à se pencher sur les effets bénéfiques de la spiritualité, sur la détresse spirituelle et ses effets délétères. Les intervenants en soins spirituels sont inscrits au rang des soignants comme tous les autres acteurs des soins. Dans les processus thérapeutiques,

[36] Murgia C, Notarnicola I, Rocco G, Stievano A. (2020), « Spiritualité en soins infirmiers : une analyse conceptuelle » in Nurs Ethics. 2020;27(5):1327-1343. 10.1177/0969733020909534

[37] Tavares, A.P., Martins, H., Pinto, S., Caldeira, S., Pontífice Sousa, P., Rodgers, B., (2022) « Réconfort spirituel, soutien spirituel et soins spirituels : une analyse conceptuelle simultanée » in *Forum des infirmières* (*Nursing Forum*),n° 57, p.1559- 1566. ID PM : PMC10099816 ID PM : 36 448 491

leur rôle en tant que soignants est attendu lorsque la dimension spirituelle est évoquée dans le diagnostic, le traitement et le pronostic. Ils sont appelés à être attentifs aux besoins spirituels des patients, à pallier l'apparition d'une éventuelle souffrance spirituelle, à accroitre le bien-être spirituel. « Les soins spirituels : un baume dans l'épreuve », écrivent Charette & Bastien 2018). « La souffrance éveille ou avive très souvent les besoins spirituels. C'est pourquoi la pratique de l'accompagnement spirituel à l'hôpital persiste dans nos sociétés laïcisées, tout en se transformant au creuset de leur diversité culturelle et religieuse »[38].

2. Fondements et applications

Ce qui fonde l'utilité des soins spirituels dans les processus thérapeutiques c'est la nécessité de rencontrer les « besoins spirituels » qu'éprouvent les gens, surtout les personnes malades ou en souffrance mentale et/ou sociale. Comme dit Besson (2019) : « La spiritualité, c'est un besoin naturel, universel, de lien et de sens, qui peut être religieux ou non religieux »[39]. Donc, « soins spirituels » et « besoins spirituels » sont intrinsèquement liés. Les soins spirituels sont une réponse thérapeutique aux besoins spirituels. Ce sont ceux-ci qui constituent le fondement des soins spirituels comme disent Tavares, Martins, Pinto, Caldeira, Sousa, Rodgers (2022) : « il devient clair que l'identification et l'évaluation des besoins spirituels des patients sont essentielles dans les trois concepts que sont : réconfort spirituel, soutien spirituel et soins spirituels ». Quels sont « les besoins spirituels dans la maladie ? »

---

[38] Charette, N. & Bastien, G., (2018), *Soins spirituels. Un baume dans l'épreuve,* Montréal, Médiaspaul/ Canada

[39] Besson, J.,(2019), « Médecine et spiritualité, deux univers qui ont beaucoup à se dire », in *Vaud,* 24 heures | Lundi 5 août 2019, p.4. https://www.formation-continue-unil-epfl.ch/wp-content/uploads/2023/04/page_4_24heures_REGION_2019-08-05.pdf

Qu'est-ce qu'on entend par « besoins spirituels » ? Dans leur étude intitulée « Assessing a Patient's Spiritual Needs. À Comprehensive Instrument », Galek, Flannelly, Vane et Galek (2005) indiquent qu'une analyse de la littérature portant sur les besoins spirituels des patients a permis de mettre en évidence sept concepts majeurs : l'appartenance, le sens, l'espoir, le sacré, la moralité, la beauté et l'acceptation de la mort (« Seven major constructs - belonging, meaning, hope, the sacred, morality, beauty, and acceptance of dying - were revealed in an analysis of the literature pertaining to patient spiritual needs »)[40]. De leur côté, dans leur article intitulé « Les échelles de spiritualité dans la santé », Ameline et Roussiau (2021) citent : « Les besoins psychosociaux (un besoin d'être aimé et reconnu ; un besoin d'être écouté ; un besoin d'être en contact avec les personnes qui ont la même maladie ; un besoin de pardonner ou de se sentir pardonner et de se réconcilier ; un besoin d'avoir une image positive de soi) ; les besoins spirituels et religieux ; le besoin de paix intérieure ; les besoins existentiels de s'interroger sur une éventuelle vie après la mort ; le besoin de sens (trouver un sens à la maladie, la souffrance, les pertes, la vie, la mort,... »[41]. Quant à eux, Pujol, Jobin et Beloucif, (2014) soulignent que : « Les besoins les plus souvent cités dans la littérature médicale sont : le besoin de quête de sens et d'avoir un but dans la vie ; le besoin de participer à des rituels religieux et le besoin de s'ouvrir à la transcendance ; le besoin de discerner et d'adhérer

---

[40] Galek, K.,Flannelly, K.J.,Vane, A., et Galek, R.M. (2005), « Assessing a Patient's Spiritual Needs. À Comprehensive Instrument », in *Holistic Nursing Practice* 19(2) : p 62-69, March 2005.PMID : 15 871 588 DOI : 10.1097/00004650-200503000-00006

[41] Ameline, A.et Roussiau, N. (2021) « Les échelles de spiritualité dans la santé », in Roussiau, N. et Renard, E. (dir), (2021), *Psychologie et spiritualité : Fondements, concepts et applications*, Paris, Dunod, p. 224-225.

librement à des valeurs et le besoin de faire l'expérience du beau »[42].

Dans les applications connues des soins spirituels en milieux des soins, l'équipe soignante est appelée à être attentive aux besoins spirituels des patients ; à pallier à l'apparition d'une éventuelle souffrance spirituelle ; à accroitre le bien-être spirituel. Comme on l'aperçoit, dans leur application, les soins spirituels partent d'une vision « pathologisante » de l'esprit humain. « La spiritualité est de plus en plus reconnue comme ayant le potentiel de prévenir, de guérir ou de faire face à la maladie »[43] indique Simard (2006). De leur côté Tavares, Martins, Pinto, Caldeira, Sousa, Rodgers (2022) soulignent que : « le soutien spirituel et les soins spirituels sont fondés sur une nature thérapeutique dans laquelle l'un des résultats est l'état immédiat de confort spirituel. Le soutien spirituel englobe principalement la dimension verticale du spirituel dans laquelle il existe une relation interpersonnelle et intime avec Dieu. La nature thérapeutique des soins spirituels est un processus unique, multiforme, interpersonnel et complexe, en plus d'être plus large et plus répandu que le soutien psychologique, car il embrasse la dimension verticale et horizontale de la spiritualité »[44].

Dans le domaine des sciences de la santé, les acteurs et actrices en soins spirituels affirment avec moult arguments et convictions que les soins spirituels répondent aux besoins spirituels ou religieux d'une personne qui fait face à la maladie, à la perte, au deuil ou à la douleur et peuvent l'aider

[42] Pujol, N., Jobin, G.& Beloucif, S., (2014), « Quelle place pour la spiritualité dans le soin ?", *Esprit,* Juin 2014, n° 405, p. 75-89.

[43] Simard, N., (2006), « Spiritualité et santé », in *Reflets*, vol.12, n° 1, p. 149-157.

[44] Tavares, A.P., Martins, H., Pinto, S., Caldeira, S., Pontífice Sousa, P., Rodgers, B., (2022) « Réconfort spirituel, soutien spirituel et soins spirituels : une analyse conceptuelle simultanée » in *Forum des infirmières* (*Nursing Forum*),n° 57, p.1559- 1566. ID PM : PMC10099816 ID PM : 36 448 491

à guérir émotionnellement et physiquement, à reconstruire des relations et à retrouver un sentiment de bien-être spirituel. C'est en cela que le bien-être spirituel peut aider à améliorer la santé et la qualité de vie. L'objectif principal et la finalité ultime des soins spirituels c'est recouvrement du bien-être et de l'équilibre dont la personne humaine a besoin pour bien mener son existence. « Au-delà des besoins, quels sont les domaines où l'impact de la spiritualité peut être particulièrement marqué ? En psychiatrie, le fait de pouvoir donner un sens à la pathologie permet une amélioration de la qualité de vie, voire un rétablissement plus rapide, notamment en cas de troubles anxieux, mais aussi de psychoses ou de délires mystiques. On observe aussi des effets positifs en oncologie, par exemple. Aborder la maladie sous l'angle spirituel peut permettre au patient d'être plus serein et plus combatif »[45].

Dans ses applications, la mise en place des soins spirituels procède dans le même ordre que les autres soins partant du diagnostic aux traitements. Dans son livre « Dieu m'a donné rendez-vous à l'hôpital : Itinéraire spirituel d'un prêtre-médecin » (2015), le prêtre et médecin hospitalier au CHU de Lille, Bruno Cazin, spécialiste en hématologie clinique, indique presque la façon d'établir un diagnostic en soins spirituels :

« Repérer une détresse spirituelle chez le patient :

– *une perte du sens* : pourquoi moi ? Qu'est-ce que j'ai fait pour que cette maladie me tombe dessus ? Je suis sans but dans la vie que j'ai maintenant. Je suis désorienté, je ne comprends pas ce qui m'arrive. Je n'ai rien fait de ma vie.

---

[45] Besson, J.,(2019), « Médecine et spiritualité, deux univers qui ont beaucoup à se dire », in *Vaud,* 24 heures | Lundi 5 août 2019, p.4. https://www.formation-continue-unil-epfl.ch/wp-content/uploads/2023/04/page_4_24heures_REGION_2019-08-05.pdf

– *une perte des valeurs* : qu'est-ce qui est bien ? Qu'est-ce qui est mal ? Quelle importance peut avoir tout ça ? Tout est flou, relatif, je me sens trahi, je n'ai plus confiance.

– *une perte de transcendance* : je n'ai plus de contact avec ce qui me semblait essentiel. Mes idées, mes convictions, ma foi n'ont plus corps, ne représentent plus rien. Tout est remis en question.

– une perte d'identité : je ne suis plus rien, je suis sans but, je n'ai plus de rôle, je ne suis plus aimé de personne, je suis une charge »

À ce sujet, plusieurs auteurs, notamment Ferrato et Kelly-Moore, (2002), insistent sur le fait que la plupart des religions ou des spiritualités offrent un système de signification aidant les individus à affronter les difficultés personnelles[46].

Les soins spirituels existent sous l'aspect de nombreuses formes d'accompagnement spirituel, dont chacune offre une approche singulière pour aider les personnes qui expriment des besoins spirituels à trouver un sens à leur existence, une réponse à leur questionnement, ou un apaisement dans les troubles qu'elles traversent. Que ce soit à travers la parole et l'écoute, la méditation et la contemplation, l'accomplissement des rituels et des cérémonies, ou encore l'accomplissement d'une réalisation artistique et créative, chacune de ces pratiques peut apporter une aide précieuse sur le chemin de la quête spirituelle. Autrement dit, les soins spirituels aussi appelés accompagnement spirituel utilisent plusieurs méthodes pour atteindre leurs objectifs ci-dessus rapportés. Ces méthodes ou approches sont entre autres comme on vient déjà de l'indiquer ci-dessus :

[46] Cf. Ferrato, K. et Kelley-Moore, J. (2002), « Religious consolation among men and women : do health problems spur seeking» in *Journal for the Scientific Study of Religion,* 39(2), 220-234.

1° *l'écoute et la parole* : c'est l'approche la plus courante qui consiste à permettre à la personne qui exprime son besoin spirituel ou qui manifeste une détresse spirituelle, de bénéficier de la présence bienveillante et d'un espace sûr pour que, par la parole ou les signes non verbaux, elle libère ses craintes, ses angoisses et exprime sa quête de sens ; elle partage ses questionnements, ses doutes, ses peurs ou ses joies. La personne trouve dans l'accompagnateur spirituel une oreille attentive, une écoute bienveillante et empathique. Cela permet à la personne de se sentir entendue et comprise. Cette approche « l'écoute et la parole » vise à favoriser chez la personne accompagnée la clarification dans ses pensées, la résolution de ses problèmes, le renforcement de la confiance en soi et la découverte de nouvelles perspectives.

2° *la méditation et la contemplation* : cette approche qui consiste à l'application des pratiques mentales et corporelles entraînant l'esprit dans une quiétude, favorisant le bien-être mental. Ces pratiques spirituelles à la maximalisation de la concentration visent à calmer l'esprit, à se connecter à soi-même et à développer une conscience plus profonde de ce qui se passe en soi. La méditation et la contemplation favorisent l'observation attentive des sensations, des pensées et des émotions, et permettent d'explorer son moi profond, d'approfondir sa connexion avec le divin et d'accéder à des états de paix intérieure et de sérénité. Il s'agit d'une pratique mentale qui implique généralement une concentration ou une focalisation de l'esprit dans le but de cultiver la clarté mentale, la stabilité émotionnelle et le bien-être global. La patience et le silence sont les deux conditions primordiales. Cette approche du soin spirituel, on peut l'appliquer tout seul, ou bien sous forme d'un accompagnement spirituel qui peut être guidé par un maître ou un enseignant expérimenté, ou bien se faire de manière individuelle.

3° *La pratique et l'accomplissement des rituels et des cérémonies :* Comme l'indique Maisonneuve (2006) : « En ethnologie et en sociologie les rituels désignent un ensemble (ou un type) de pratiques prescrites ou interdites, liées à des croyances magiques et/ou religieuses, à des cérémonies et à des fêtes, selon les dichotomies du sacré et du profane, du pur et de l'impur »[47]. Cette approche de l'application des soins spirituels permet de chercher la paix intérieure, le bien-être mental, la quiétude par le moyen de l'accomplissement d'un ensemble coordonné d'actes, de paroles et d'objets, codifiés de façon stricte, fondé sur la croyance en l'efficacité d'entités non humaines et approprié à des situations spécifiques de l'existence. Cette forme d'accompagnement spirituel recherchée, souvent motivée par une croyance, permet de célébrer des passages, d'appliquer des rites lors des moments significatifs de la vie, d'honorer des traditions religieuses ou spirituelles et en plus, de communier avec la communauté. L'accompagnement offre ainsi un espace collectif pour exprimer ses émotions, se connecter aux autres et à une dimension spirituelle plus large. L'aspect communautaire des rituels et des cérémonies souligne l'importance de la dimension interactionnelle en s'attachant au sens vécu et à la signification donnée, au niveau de conscientisation des conduites chez les acteurs. Pratiquer comme soins spirituels, les pratiques des rituels et des cérémonies peuvent prendre de nombreuses formes, telles que des baptêmes, des cérémonies des guérisons en cas de menace de mort ou des rituels de guérison.

4° La création artistique : cette approche des soins spirituels procède de la relation entre art et thérapie. « Dessiner », « écouter la musique », « écrire ou lire un poème », « danser », « peindre un tableau », « réaliser une tapisserie ou une sculpture »... autant des démarches artistiques qui peuvent apporter à certains la quiétude et la paix intérieure. Ces pratiques artistiques peuvent être utilisées comme un outil

---

[47] Maisonneuve, J., (2009), *Les conduites rituelles,* Coll. « Que sais-je ? », Paris, Presses Universitaires de France, p.6.

de méditation, de guérison ou de transformation personnelle, et offrent un espace de liberté et d'expression authentique. Par exemple, il arrive quelquefois que l'on réagisse de façon émotionnelle intense à l'écoute d'une mélodie musicale qui apporte un bien-être intérieur. La création artistique peut être une forme d'accompagnement spirituel préféré ou privilégié par certains. L'expression artistique, que ce soit à travers la peinture, l'écriture, la danse, la musique ou tout autre moyen artistique, permet d'explorer sa spiritualité, d'exprimer ses émotions et de se connecter à quelque chose de plus grand que soi. Dans son article « L'art-thérapie : un chemin spirituel devant la souffrance de l'âme », Pelletier (2015) écrit : « L'art, utilisé dans un contexte thérapeutique, est un outil de projection de soi et des conflits internalisés, mais également des ressources psychiques disponibles. ... L'art-thérapie, plus qu'un exercice de création, elle constitue une démarche orientée, à travers les arts et la création, sur l'expression de soi, de ses pensées, de ses émotions ou de ses conflits intériorisés, lorsque ceux-ci font obstacle à l'atteinte d'un bien-être. L'art-thérapie s'adresse aux personnes en difficulté (psychologique, physique, sociale ou existentielle) et favorise une prise ou une « re-prise » de pouvoir sur sa vie en utilisant divers moyens d'expression et de création »[48].

---

[48] Pelletier, L. (2015), « « L'art-thérapie : un chemin spirituel devant la souffrance de l'âme », in *SpritualitéSanté*
https://www.chudequebec.ca/a-propos-de-nous/publications/revues-en-ligne/spiritualite-sante/dossiers/sda/l%E2%80%99art-therapie-un-chemin-spirituel-devant-la-souff.aspx
Quelques références citées :
– Klein, J.-P., (2010), *L'art-thérapie,* (7e éd.) Paris : PUF.
– Vick Randy,M. (2003). « A Brief History of Art Therary », dans Cathy A. Malchiodi (Dir.), *Handbook of Art Therapy.* p. 5-16. New York: Guilford.
– AATQ – Association des art-thérapeutes du Québec (2012). À propos de l'art-thérapie. Qu'est-ce que l'art-thérapie ? Document consulté le 9 janvier 2015 de http://www.aatq.org/arttherapy#jump9

Bref, les soins spirituels consistent en un accompagnement spirituel et/ou religieux pour aider les personnes malades et leurs proches à trouver réponse à leurs questionnements existentiels. Les intervenants en soins spirituels ont pour mission d'accompagner les patients et leurs proches par l'écoute et le dialogue, ils les aident à mieux vivre leur expérience de la maladie et répondent à leurs questions d'ordre spirituel quel que soit leur univers culturel et religieux. Les soins spirituels (ou accompagnement spirituel) sont une ressource utile en cas de détresse spirituelle. En d'autres termes, la spiritualité est un facteur favorisant la résilience dans la maladie, car tout le monde cherche à trouver un sens à ce qu'il vit, surtout lorsque la maladie surgit. La spiritualité est censée aider à repérer ce qui est le plus important dans la vie du malade, ce qui a de la valeur pour lui, ce qui est essentiel et vital. Il peut ainsi s'appuyer sur elle comme ressource pour faire face aux épreuves qu'il vit. La spiritualité est conçue comme ce qui influence notre façon de voir le monde et la place qu'on y occupe. Elle touche aussi le sens qu'on donne à notre vie, à la souffrance, à la maladie et à ce qui arrive après la mort. Elle prend forme dans nos croyances, religieuses ou non, dans nos valeurs et nos rites. Elle fonde notre existence et lui donne son sens. Elle se constitue en une base solide qui nous aide à garder le cap sur la vie malgré la maladie.

PARTIE II.

Comment les médecins généralistes en Belgique et les médecins de famille au canada perçoivent-ils les soins spirituels ?

1. Objet de l'enquête

La question principale que j'ai voulu examiner était la suivante : « Comment les soins spirituels sont-ils perçus par les médecins généralistes en Belgique et par les médecins de famille au Canada ? » Autrement dit : « dans leur pratique professionnelle, comment les médecins généralistes en Belgique et les médecins de famille au Canada perçoivent-ils les soins spirituels ? ». L'objectif principal de cette enquête était donc de connaître les perceptions que ces médecins dans leur pratique entretiennent vis-à-vis des soins spirituels. L'objectif secondaire était de savoir, d'une part, que font ces médecins lorsqu'ils sont confrontés aux besoins spirituels de leurs patients ? », et d'autre part, dans quelle mesure ces médecins recommandent-ils les soins spirituels à leurs patients en souffrance spirituelle ou qui en expriment le besoin ?

2. Méthode d'enquête

Il s'agissait d'une étude observationnelle descriptive par une approche qualitative à base des entretiens non-directifs, c'est-à-dire ne comportant pas des questions pré-écrites ou de structure prédéfinie. Les entretiens portaient uniquement sur le thème général, à savoir : « dans votre pratique professionnelle en tant que médecin généraliste en Belgique ou en tant que médecin de famille au Canda, quelle est votre perception des soins spirituels ? »

La démarche méthodologique sur base des entretiens non-directifs était donc :

– Aucune question pré-écrite

– Le thème général sur lequel le médecin interrogé devait donner son avis était clairement énoncé : « sa perception des soins spirituels ».

– La stratégie était de ne pas intervenir dans l'explication donnée par le médecin interrogé, sauf pour le relancer et pour l'inviter à aller plus loin.

3. Échantillon

Les médecins généralistes en Belgique et les médecins de famille au Canada interrogés ont été sélectionnés au hasard à partir des répertoires téléphoniques publics dans lesquels ils sont renseignés comme médecins généralistes en Belgique ou médecins de famille au Canada.

Je signale en passant l'énorme difficulté que j'ai éprouvée pour recruter, une difficulté qui s'est imposée à moi : des longues heures passées au téléphone pour obtenir les rendez-vous pour les entretiens. Devant mes sollicitations de rendez-vous, la disponibilité des médecins n'était pas assurée d'avance ni facile d'obtenir. Beaucoup ont décliné ma sollicitation, les uns évoquant le manque de temps, d'autres évoquant la surcharge de travail, d'autres encore avouant carrément qu'ils n'étaient pas intéressés par le sujet. Les difficultés rencontrées dans le recrutement expliquent la taille réduite de mon échantillon, 24 médecins seulement ont répondu favorablement à ma demande d'être interrogés sur leur perception des soins spirituels.

24 médecins ont donc accepté de m'accorder un rendez-vous pour être interviewés.

– 15 ont accepté un interview en présentiel, soit 62,5 % de mon échantillon.
– 9 ont accepté l'interview via Zoom, soit 37,5 % de mon échantillon.

Durée moyenne de chaque interview : 1 heure.

3.1. Critère d'inclusion et critère d'exclusion

1° Critère d'inclusion

Les candidats ont été sélectionnés sur l'unique critère, à savoir, l'exercice actif de la pratique médicale, c'est-à-dire, l'enquête n'a retenu que les avis des médecins (indépendants ou salariés) qui sont encore en activité, à savoir ceux et celles qui exercent encore quotidiennement leur profession.

2° Critère d'exclusion

Le non-exercice actuel de la pratique médicale a été retenu comme critère d'exclusion, c'est-à-dire, étaient exclus de l'enquête les médecins à la retraite ou ayant abandonné la pratique médicale, c'est-à-dire, les médecins dont les noms figuraient encore dans les répertoires téléphoniques publics comme médecins traitants, mais qui n'exerçaient plus activement la médecine.

3.2. Caractéristiques démographiques de mon échantillon des médecins interrogés sur leur perception des soins spirituels

1° Pays

J'ai réalisé au total des entretiens non-directifs avec 24 médecins

– 14 médecins généralistes en Belgique, soit 58,3 % de mon échantillon.
– 10 médecins de famille au Canada, soit 41,6 % de mon échantillon.

2° Âge et sexe

– Les 24 médecins interrogés : 14 femmes (soit 58,3 % de mon échantillon) et
10 hommes (soit 41,6 % de mon échantillon).
– La moyenne d'âge générale des médecins répondants était de 50 ans.

3° Mode d'exercice

- L'activité des médecins interrogés se partageait en 3 secteurs d'activité :

– 10 exerçaient en milieu urbain (41,6 %)
– 8 en milieu semi-rural (33,3 %)
– 6 en milieu rural (25 %)

- Sur les 24 médecins interrogés :

– 16 exerçaient dans un cabinet en indépendant ou libéral (66,6 %)

– 8 exerçaient dans un centre des soins en étant salariés (33,3 %)

4° Croyance ou non-croyance, appartenance à une religion

Sur les 24 médecins interrogés :

– 8 médecins (soit (33,3 %) se sont déclarés « athées », « sans religion », « non-croyants », « agnostiques » ;
– 11 médecins se sont déclarés « croyants » sans pratique ni adhésion à une religion particulière (45,8 %).
– 5 médecins se sont déclarés « croyants » (20,8 %) : 2 fréquentant la religion catholique, 2 fréquentant la religion musulmane, et 1 fréquentant la religion protestante.

Les interviews que j'ai réalisés m'ont laissé l'impression suivante : dans les propos des médecins, on relève un divorce net et consommé depuis longtemps entre foi et science, entre religion et médecine, entre spiritualité et tâches médicales. Les croyances qu'elles soient religieuses ou spirituelles n'ont aucun impact sur leur pratique professionnelle ni sur leur approche des patients qui expriment les besoins spirituels. Bref, ils m'ont tous déclaré que leurs convictions spirituelles n'influencent en aucune manière leur pratique professionnelle ni leurs décisions médicales ; mais aussi, ils sont souvent perturbés lorsque dans les consultations surgissent les préoccupations d'ordre spirituel et/ou religieux. Cette perturbation qu'ils rapportent tous dans leurs propos m'a conforté dans la conviction qui m'habite depuis toujours : les convictions religieuses du soignant comme celles du patient peuvent avoir une influence dans la relation de soins, et parmi les principales problématiques dans ce domaine, on trouve : le refus de soins pour motif religieux, l'influence des rites religieux, et la clause de conscience des soignants.

4. Résultats de l'enquête et interprétation en %

4.1. Connaissances et identifications des besoins spirituels des patients

- *En matière de connaissances des besoins spirituels*

Sur les 24 médecins que j'ai interrogés sur la perception qu'ils ont des soins spirituels :

– 5 médecins interrogés (20,8 %) ont souligné « la difficulté qu'ils éprouvent à reconnaître la différence entre besoins psychologiques et besoins de soins spirituels de leurs patients. » ; ils ont aussi exprimé « l'insuffisance de leurs compétences à connaître les besoins spirituels de leurs patients ». Motifs évoqués : « le manque des connaissances et de formation » ; la négligence de la dimension spirituelle : « c'est une dimension à laquelle je n'attire pas beaucoup attention » ; « Environnement de travail et soins axés uniquement sur les tâches médicales » ;...

– 19 médecins interrogés (79,1 %) ont reconnu que, dans l'exercice au quotidien de leur profession, ils savent comment accéder à la connaissance des besoins spirituels de leurs patients : ceux-ci les expriment.

– Soit le patient ou la patiente les répète à plusieurs reprises.

– Soit le patient ou la patiente insiste que c'est important pour lui ou pour elle.

- *En matière d'Identifications des besoins spirituels*

19 médecins (soit 79,1 % de mon échantillon) ont reconnu que dans les éléments suivants exprimés par leurs patients et patientes se manifestent les besoins spirituels suivants :

– *Besoin de paix intérieure* : « Je n'ai pas la paix en moi » ; « j'ai peur tout le temps » ; « j'ai très peur de mourir » ; « je suis inquiet sans cesse » ; « j'ai tout le temps des idées noires » ; « je suis anéantie par une terrible angoisse » ; « j'ai en moi des questions troublantes qui ne me quittent pas et dont je cherche des réponses »,...

– *Besoin de pardon* : des patients qui vivent dans la culpabilité : « je sais que j'ai commis des erreurs » ; « j'ai fait des bêtises, ça me poursuit » ; « les conneries, ça ne pardonne pas » ; « je ne me pardonne pas d'avoir fait ça », « je ne lui pardonnerai jamais » ; « elle ne comprend pas pourquoi j'avais agi comme çà »,...

– *Besoin de retrouver la sérénité* : des patients qui entretiennent en eux une colère : « je ne mérite pas ça (cette maladie) » ; « je sens en moi une révolte en permanence » ; « qu'est-ce que j'ai fait pour mériter ça (cette maladie) ? », « je ne parviens pas à passer à autre chose », « je ne parviens pas à tourner la page »,

– *Besoin de retrouver la dignité* : des patients qui expérimentent en eux une profonde honte vis-à-vis d'eux-mêmes : « je ne suis pas fier de moi » ; « qu'est-ce qui va me rendre ma dignité » ; « je ne mérite pas qu'on s'apitoie sur moi ou qu'on s'occupe de moi » ; « je n'aime pas la façon dont ils me traitent, je cherche comment les leur faire comprendre »,...

– *Besoin de retrouver un quelconque motif d'espoir* : des patients qui expriment leur désespoir : « ça sert encore à quoi de vivre ? » ; « je souhaite la mort » ; « est-ce que je vais guérir ? » ; « une vie comme çà, cela ne vaut plus la peine » ; « cela n'a plus d'importance » ; ...

– *Besoin d connexion avec les autres* : des patients qui ont peur de la solitude et de l'abandon : « ils ne me regardent plus » ; « ils ne s'intéressent plus à moi » ; « quand est-ce que je les verrai encore » ; « j'ai peur que lui et elle m'abandonnent » ; « ils ne sont pas corrects avec moi » ; « après tout ce que j'ai fait pour eux, ils ne sont pas reconnaissants, ils sont indifférents à mon sort et à ma situation » ; ...

– *Besoin de connexion avec la transcendance* : des patients qui expriment leur inquiétude et leur préoccupation par rapport à leur croyance : « j'ai l'impression que Dieu m'a abandonné » ; « je ne sais plus prier » ; « qu'est-ce que Dieu pense de tout ça » ; « j'ai besoin qu'on prie pour moi » ; « j'aime qu'on vienne prier avec moi » ; « je veux qu'on m'apporte la communion, ça me manque » ; ...

4.2. Réactions des médecins interrogés vis-à-vis des besoins spirituels exprimés par leurs patients

Sur les 24 médecins interrogés qui représentent mon échantillon :

– 18 médecins (soit 75 % de mon échantillon) orientent automatiquement leurs patients vers une consultation d'un psychologue ou d'un psychiatre. Vis-à-vis des besoins spirituels exprimés par leurs patients, le premier réflexe de ces médecins c'est d'orienter leur patient vers les soins psychologiques.

– 3 médecins (12,5 %) orientent directement leurs patients vers un intervenant en soins spirituels (aumôniers). « Vous le savez bien que moi : les valeurs culturelles et religieuses ont de réelles implications éthiques, légales et sociales sur la santé. Leur influence est notable tant sur le plan individuel que sociétal ».

– 3 médecins (12,5 %) tentent de comprendre le problème et essaient de cheminer avec leurs patients, avant de passer le relai soit vers un psychologue, soit vers un intervenant en soins spirituels. « Reconnaître l'importance de la spiritualité/religion pour son patient nécessite de savoir-faire l'anamnèse spirituelle, de maîtriser cet outil, de pouvoir détecter une détresse spirituelle et de proposer de référer au spécialiste. Ce qui nécessite une formation du médecin pour être capable de connaître ses limites, ne pas imposer ses croyances, et faire appel au spécialiste si nécessaire ».

La totalité des médecins, soit tous les 24 médecins interrogés qui représentent l'ensemble de mon échantillon, pense que les soins spirituels sont une affaire des spécialistes en la matière. « Pour répondre à leurs questions dont je n'ai pas la réponse, je les réfère à la personne qui a une compétence avérée en la matière ».

Dans l'exercice de leur profession, tous les 24 médecins que j'ai interrogés orientent les patients qui éprouvent les besoins spirituels vers les spécialistes, soit vers les psychologues ou les psychiatres, soit vers les intervenants en soins spirituels. Pour expliquer cette pratique, les médecins évoquent les uns et les autres entre autres les arguments suivants : « l'absence de lignes directrices »[49], « le malaise et les débats suscités par les questions religieuses », « le conflit avec les pratiques institutionnelles » ; « l'incertitude suscitée par certaines approches de la spiritualité dans la société qui sont jugées dangereuses » ; « la différence et la discordance culturelles » ; parfois « l'incertitude sur leur rôle en matière de spiritualité » ; « le manque de motivation, de temps, de connaissances, de formation, de soutien, de confiance, d'intimité, d'objectivité du concept de soins spirituels, de religiosité personnelle et de concentration sur les patients »,... Et, surtout, les uns comme les autres évoquent « le caractère intime de la spiritualité » : « la spiritualité relève du domaine de l'intimité et de la vie privée des gens » ; « on ne connaît pas toujours les convictions de nos patients ». En effet, le caractère intime de la spiritualité nécessite un respect et doit être abordé dans le cadre d'un lien thérapeutique où la confiance favorise l'expression du vécu personnel. « La spiritualité est une démarche subjective nécessitant des outils d'évaluation qui puissent repérer puis traduire la complexité de cette démarche dans la relation avec le patient ».

[49] L'explication et le commentaire du médecin : « c'est un domaine qui reste mal défini, un champ d'intervention mal délimité, à savoir la définition de la spiritualité, la difficulté de son intégration dans la pratique, la difficulté de son enseignement et de la formation. Et puis, il reste la laïcité de la médecine et de l'hôpital, cette sacro-sainte laïcité ».

4.3. Les raisons données par les médecins dans l'orientation de leurs patients éprouvant les besoins spirituels

Sur les 24 médecins interrogés qui représentent mon échantillon :

- *18 médecins* (soit 75 % de mon échantillon) ne recommandent pas directement à leurs patients l'accompagnement spirituel pour plusieurs raisons : sur les 18 médecins qui n'orientent pas directement leurs patients aux soins spirituels, mais qui orientent automatiquement leurs patients vers une consultation d'un psychologue ou d'un psychiatre :

– 7 médecins disent qu'ils n'orientent pas leurs patients directement vers les soins spirituels « par manque d'information sur les convictions spirituelles ou religieuses des patients » ; ils ne le font « par égard ou par respect, pour ne pas blesser la conscience de leurs patients » ; « par peur d'une mauvaise compréhension/ interprétation du patient ». « Je ne connais pas comment on procède en soins spirituels ».

– 5 médecins n'orientent pas directement leurs patients vers les soins spirituels tout simplement, disent-ils : « Je ne sais pas vers qui les orienter » ; « Ce n'est pas notre rôle » ; « La difficulté pour un médecin indépendant comme moi, c'est de trouver un ministre du culte approprié et compétent, je n'en connais pas » ; « On n'a pas le temps ni l'expertise pour ce type des problèmes », « Charge de travail élevée, on ne sait pas faire le tri entre les problèmes psychologiques et les besoins spirituels ». « Le patient peut aussi souhaiter que le médecin s'en occupe et en faire la demande : encore faut-il que le médecin sache reconnaître le besoin du patient, sa demande, sa détresse, et y réponde de manière compétente. Et puis il y a une limite et un non-désir du médecin ».

– 6 médecins n'orientent pas leurs patients vers les soins spirituels parce qu'eux-mêmes ne croient pas dans l'efficacité des soins spirituels ; ils n'orientent pas leurs patients vers les soins spirituels par manque de confiance envers ces types des démarches. « Les perturbations psychologiques se cachent toujours dans les préoccupations spirituelles ou religieuses ». « Tenez, quand je suis allée voir Madame H., c'est vrai, en fait, elle est musulmane, mais elle avait des problèmes de troubles de personnalité non diagnostiqués. Et pour moi c'était étonnant de voir qu'on n'avait pas considéré les problèmes de santé mentale, on avait vu juste le problème de religion. La religion n'y était pour rien ». « Les religions sont dangereuses, elles ne font pas toujours bon ménage avec les soins médicaux. Tenez encore : pour des motifs religieux, certains patients refusent la transfusion sanguine ; un patient ne peut exiger, pour des motifs religieux, un acte médical comme la chirurgie sans transfusion sanguine ; pour des motifs religieux, certains patients refusent d'être soignés par des médecins de sexe opposé ; d'autres encore, pour des motifs refusent les soins certains jours (respect du sabbat oblige). L'intégration du fait religieux ou culturel conduit ainsi à l'adoption de mesures médicales qui conduisent à des situations de blocage ».

En général, ces 18 médecins (soit 75 % de mon échantillon) marquent une préférence nette pour des soins psychologiques par rapport aux soins spirituels. 5 parmi eux jugent même que les démarches spirituelles « favorisent l'anxiété chez les patients ». « Crainte de la non-fiabilité de ces soins ».

• *3 médecins* (12,5 %) orientent directement leurs patients vers un intervenant en soins spirituels (aumôniers) : ils évoquent plusieurs raisons qui motivent leur orientation :

– Ils adhèrent eux-mêmes aux bienfaits des soins spirituels et à l'efficacité de l'accompagnement spirituel ;

– 2 médecins le font même par conviction personnelle ;

– Les 3 médecins affirment qu'ils orientent leurs patients directement vers les intervenants en soins spirituels « pour que les patients puissent avoir tous les conseils et explications sur leurs besoins » ; « en consultation, je n'ai pas toujours le temps de faire le tri entre les problèmes psychologiques et les besoins spirituels » ; « On ne peut pas tout expliquer en 15 minutes », « Même si on est croyants, on n'a pas les outils nécessaires ou la compétence pour se lancer dans l'accompagnement spirituel » ; « à chacun son métier ».

- *3 médecins* (12,5 %) tentent de comprendre le problème et essaient de cheminer avec leurs patients, avant de passer le relai soit en orientant leurs patients soit vers un psychologue, soit vers un intervenant en soins spirituels. Ils évoquent les raisons suivantes pour expliquer leur attitude :

– La proximité avec leurs patients

– La connaissance de leurs patients : « souvent nos patients on les connaît presque tous, – parce qu'on chemine avec eux depuis des longues dates »

– « Pour ouvrir le dialogue, pour les aider ».

– « Je commence par fournir moi-même une explication plus claire à propos des soins spirituels » ; « Je donne mes propres explications », « Le fait de parler ensemble de ses besoins spirituels, de lui indiquer quelques pistes ou de le référer aux gens qui peuvent l'aider est un gage de bonne relation et montre notre intérêt pour le patient ».

– Le fait qu'ils ne poursuivent pas eux-mêmes l'accompagnement spirituel de leur patient est expliqué ou motivé par « le manque de temps ». « Le manque de temps en consultation motive plusieurs d'entre nous à recommander soit des sites internet, soit d'autres personnes afin de fournir au patient toutes les informations utiles ». « Parce qu'on ne pense pas à tout et qu'on n'a pas le temps ».

4.4. Le classement des soins spirituels dans la nomenclature des soins

Sur les 24 médecins interrogés qui représentent mon échantillon :

• 12 médecins interrogés (soit 50 % de mon échantillon) trouvent que les soins spirituels ont pleinement leur place dans :

– les soins palliatifs : soulagement de la douleur, soutien émotionnel pour les patients en fin de vie.

– les soins de réhabilitation : aide à la récupération après une maladie ou une opération.

– l'éducation thérapeutique : informations sur la gestion de la santé.

– les soins de longue durée : assistance continue pour les conditions chroniques ou le déclin lié à l'âge.

• 10 médecins interrogés (soit 41,6 % de mon échantillon) trouvent que les soins spirituels n'ont pas leur place dans les soins psychologiques ou psychiatriques. « On ne fait pas un mélange du genre ». « Vous n'êtes pas sans le savoir que certaines études ont montré que la religion, et plus encore la spiritualité sans lien avec une religion formelle, apparaissaient comme impuissantes à aider qui que ce soit à se sortir d'un moment de déprime, et pourrait même être un facteur aggravant ». « Certaines recherches ont pu tracer un lien entre une attitude religieuse ou spirituelle et une santé mentale fragile. Quelques personnes en passe de développer un trouble mental commun, tel que la dépression, sont enclines à s'engager dans une « recherche de la vérité » pour soulager leur peine ».

• 2 médecins interrogés (soit 8,3 % de mon échantillon) trouvent que les soins spirituels sont « des soins à la carte » : « il faut laisser la liberté aux gens de choisir quand ils ont besoin d'un accompagnement spirituel ».

Sur les 24 médecins interrogés qui représentent mon échantillon :

• Entre « cure » et « care » : 22 médecins interrogés soi (91,6 % de mon échantillon) trouvent que les soins spirituels relèvent uniquement du « care » ; ils n'ont pas en soi de vertu du « cure » c'est-à-dire, ils n'ont pas une propriété curative confirmée et rationnellement vérifiable.

« On ne peut pas mettre sur le même pied d'égalité les soins médicaux et les soins spirituels, ni les soins infirmiers et les soins spirituels » ; « on ne peut pas mesurer rationnellement les soins spirituels ni leurs effets ; ils sont de l'ordre de la croyance et du subjectif » ; « les soins médicaux sont appliqués pour guérir, on en observe les effets ; tandis que les soins spirituels sont faits pour accompagner la psychologie du patient » ; « les soins médicaux tels que nous les pratiquons sont concrets et rationnels, tandis que l'accompagnement spirituel est abstrait, il relève de la croyance ».

Les 22 médecins font observer les éléments suivants : le foisonnement des termes « soins spirituels », « assistance spirituelle », « thérapie spirituelle », « réconfort spirituel »... ce foisonnement des termes ne rend pas la situation claire en ce qui concerne l'appellation exacte de la spiritualité dans les soins de santé. Là où les uns parlent de « soins spirituels » ou « d'accompagnement spirituel », d'autres parlent de « soutien psychologique », et d'autres encore parlent de « thérapie spirituelle ». Les pratiques comme les appellations varient d'un lieu à un autre, d'un milieu à un autre.

- 2 médecins interrogés (8,3 %) argumentent sur le fait que : pour eux, les soins spirituels relèvent à la fois du « care » (aspect caritatif du soin) et du « cure » (aspect curatif du soin) : les deux médecins insistent sur les vertus de « la prière ». « On ne sait jamais, c'est Dieu qui décide à qui il apporte sa grâce » ; « il y a la guérison qui ne vient pas des hommes, c'est aussi à mettre en faveur de la spiritualité » ; « les miracles, ça existe », « entretenir sa vie spirituelle ne contribue pas seulement au bien-être, mais peut aussi apporter la guérison ».

4.5. La cote ou la note que les médecins interrogés accordent aux soins spirituels dans le processus de prise en charge de leurs patients

Dans l'application de la logique des entretiens non-directifs, la stratégie était de ne pas intervenir dans l'explication donnée par les médecins interrogés, sauf pour les relancer et pour les inviter à aller plus loin. Pour pousser les médecins interrogés d'aller plus loin, une question revenait souvent à la fin de l'entretien : « si vous deviez donner une cote ou une note des points aux soins spirituels dans le processus thérapeutique, vous donneriez combien aux soins spirituels sur une échelle de 10 points ? »

Sur les 24 médecins que j'ai interrogés :

– 3 médecins (12,5 %) ont donné aux soins spirituels une note de 8 sur 10

– 4 médecins (16,6 %) ont donné aux soins spirituels une note de 6 sur 10

– 7 médecins (29,1 %) ont donné aux soins spirituels une note de 3 voire même

– 2,5 sur 10

– 10 médecins (soit 41,6 % de mon échantillon) se sont abstenus d'accorder une note aux soins spirituels.

Il m'a semblé que parler de spiritualité dans la pratique de la profession médicale est en phase avec le scepticisme contemporain qui sévit dans la société en général à l'égard des institutions religieuses. Il apparaît très vite que le soubassement des sociétés occidentales caractérisé par une méfiance à l'égard des religions, des systèmes établis des croyances et des pratiques débouche sur une individualisation des visions du monde. La rationalité et la science « s'établissent comme un rempart contre le religieux souvent jugé comme irrationnel voire même obscurantiste et ringard, quelque chose dont il faut se méfier ou qui appelle une prudence et une vigilance critiques. Ce qui amène les médecins à appuyer leur jugement des soins spirituels non pas sur les travaux des spécialistes de l'histoire des courants spirituels ou de sciences de religion, mais plutôt sur l'usage plus flou et vague qu'en font les patients qui se réfèrent à leur religion ou à leur spiritualité pour fonder leur propre compréhension du sens de la vie, des causes de leur maladie et de leur adhésion ou non au traitement.

III.

Discussions

1. Pourquoi, en cas de besoin, certains médecins (en petit nombre bien sûr) osent-ils orienter leurs patients vers les soins spirituels, sans exclure un accompagnement psychologique, alors que d'autres (plus nombreux) ne font appel uniquement qu'aux soins psychologiques ? Quels sont les arguments de certains médecins qui sont catégoriquement opposés aux soins spirituels et qui misent uniquement sur les soins psychologiques ?

Parmi les médecins interrogés lors de notre enquête qualitative à base des entretiens non-directifs, j'ai observé deux camps qui ont des approches différentes vis-à-vis de l'accompagnement spirituel : d'un côté certains médecins (soit 75 % de mon échantillon), qui, en cas de besoin, n'orientent pas du tout leurs patients vers les soins spirituels. Dans mon échantillonde 24 médecins, cette catégorie est représentée par 18 médecins de mon échantillon. Parmi ces 18 médecins, 6 d'entre eux sont même catégoriquement opposés de recourir aux soins spirituels.

Lors de mon enquête, d'un autre côté, parmi les 24 médecins que j'ai interrogés, 6 médecins (soit 25 % de mon échantillon) orientent tout de même leurs patients vers les soins spirituels en cas de besoin, sans négliger les soins psychologiques ou sans exclure un accompagnement psychologique.

Quelles sont les raisons évoquées par les médecins (soit 75 % de mon échantillon), qui n'orientent pas leurs patients vers les soins spirituels préférant les soins psychologiques, ainsi, aussi, quelles sont les motifs évoqués par les médecins (soit 25 % de mon échantillon) qui orientent tout de même leurs patients vers les soins spirituels en cas de besoin, sans exclure un accompagnement psychologique. ?

• **Pour divers motifs, 25 % des médecins de mon échantillon, sans exclure un accompagnement psychologique, orientent tout de même aussi leurs patients vers les soins spirituels.** Parmi les raisons évoquées par ces médecins, on note :

– par manque de temps en consultation de le faire soi-même (1 médecin) : « manque de temps en consultation ». Le manque de temps en consultation motivait les médecins (2) à recommander même des sites internet afin de fournir au patient toutes les informations utiles. « Parce qu'on ne pense pas à tout et qu'on n'a pas le temps ». « Pour qu'ils puissent avoir tous les conseils et explications sur leurs besoins que je n'ai pas toujours le temps de faire en consultation ». « On ne peut pas tout expliquer en 15 minutes ».

– par souhait de donner l'information par soi-même (1 médecin) : « Je fournis une explication plus claire à propos de la nature de ces soins et leur utilité », « Je préfère donner mes propres explications à propos de ces soins ».

– par conviction personnelle sur les bienfaits des soins spirituels : ces médecins croient dans les vertus des soins spirituels. Même en psychiatrie, dans son article « Médecine et spiritualité, deux univers qui ont beaucoup à se dire », Jacques Besson (2019), professeur honoraire à l'Université de Lausanne, ancien chef du Service de psychiatrie communautaire au CHUV, plaide depuis des années pour une plus grande sensibilisation des soignants à la dimension spirituelle de la santé. Il soutient que : « les bienfaits de la spiritualité sur la santé ne sont pas encore assez reconnus en milieu hospitalier. Plusieurs études épidémiologiques solides montrent aujourd'hui l'impact positif de la spiritualité sur la santé physique et mentale. Des travaux en neurosciences montrent notamment les effets sur le cerveau de la méditation, mais aussi, plus récemment de la prière. Malgré cela, les implications pratiques restent très peu nombreuses »[50].

– pour aider les patients à être pris en charge par les bonnes personnes qui connaissent et maîtrisent le domaine des besoins spirituels et qui savent y apporter des réponses idoines. « Pour répondre à leurs questions dont je n'ai pas la réponse ». « l'intervention en soins spirituels c'est une offre de qualité exponentielle au service de la compréhension des certains besoins des malades, des traitements ». « Les malades reçoivent une information plus détaillée ou complète ». « Orienter les patients vers des personnes fiables afin d'obtenir des informations pertinentes ».

– pour donner aux patients les informations et les connaissances que les médecins n'ont pas. « Être mieux informé permet au patient de mieux comprendre ses besoins, sa pathologie et ses traitements et par conséquent mieux se soigner ».

– par alliance thérapeutique : ces médecins considèrent les intervenants en soins spirituels comme des soignants à part entière avec qui il faut faire alliance pour le bien des patients. 4 médecins estimaient que l'accompagnement spirituel aidait à l'adhésion au traitement et à la consolidation de l'alliance avec son patient. Cela permettait de répondre aux questions auxquelles les médecins n'avaient pas les réponses. « Le fait

[50] Besson, J., (2019), « Médecine et spiritualité, deux univers qui ont beaucoup à se dire », in *Vaud,* 24 heures | Lundi 5 août 2019, p.4. https://www.formation-continue-unil-epfl.ch/wp-content/uploads/2023/04/page_4_24heures_REGION_2019-08-05.pdf

d'échanger ensemble et en équipe avec l'intervenant en soins spirituels est un gage de bonne relation et montre notre intérêt pour le patient ».

– par souci de renforcer la confiance et le lien thérapeutique : « s'occuper aussi des besoins spirituels de nos patients majore le degré d'adhésion de nos patients à nos conseils » ; « après un entretien spirituel satisfaisant, l'adhésion du patient à sa santé semblait plus renforcée après recommandation d'un intervenant en soins spirituels ». « La discussion sur les sujets de spiritualité favorise le dialogue avec le patient ». Toutefois, 2 médecins ont répondu ne pas constater de changement dans l'observance thérapeutique des patients après un entretien spirituel.

- **Pour diverses raisons, 75 % des médecins de mon échantillonorientent leurs patients vers les soins psychologiques et n'orientent pas du tout leurs patients vers les soins spirituels, et parmi eux 33,3 % (soit 6 médecins) y sont même opposés.** Parmi les motifs évoqués par ces médecins, on retient :

– parce qu'eux-mêmes ne croient pas dans l'efficacité des soins spirituels ; ils n'orientent pas leurs patients vers les soins spirituels par manque de confiance envers ces types des démarches ; « ils n'y croient pas tout simplement ». « Ce n'est pas dans mes convictions ».

– par manque d'information sur le sujet (pour 3 d'entre eux) : « Je ne sais pas vers qui les orienter ». « Je n'en connais pas qui sont fiables et accessibles ». « Le médecin maîtrise bien les aspects bio-psycho-sociaux et culturels du patient, mais il maîtrise beaucoup moins la spiritualité. »

– par peur d'une mauvaise compréhension/ interprétation du patient (pour 2 d'entre eux) : « impossibilité pour les patients de trier les bonnes et fausses informations ». « Les patients n'ont pas la formation nécessaire pour utiliser les informations à bon escient ».

– par manque de confiance envers les intervenants en soins spirituels (2 médecins) : « crainte de la non-fiabilité » ; « les documents mis en ligne peuvent évoluer sans que l'on sache pourquoi ils changent ». « Les patients en parlent avec des informations erronées », « consultations plus longues sur des sujets sans intérêt ».

– parce qu'ils jugent inutiles les soins spirituels, en préférant à la place les soins psychologiques (4 médecins) : « les soins spirituels n'ont aucun rôle à jouer dans le processus thérapeutique » ; « ils sont sans intérêt ». « ils ne constituent pas un enjeu de la médecine générale » ; « ils sont inopérants au niveau curatif d'une maladie ».

– à cause du caractère nocif de la spiritualité : 4 médecins évoquent le caractère anxiogène des enseignements religieux et idéologiques pour les patients : « mauvais usage de la religion », « source d'inquiétude plus que d'informations utiles ou d'enrichissement intellectuel et psychologique », « favorise l'anxiété chez les patients ». « Les perturbations psychologiques se cachent toujours dans les préoccupations spirituelles ou religieuses ». « Les religions ou les spiritualités endoctrinent les gens ».

– la spiritualité relève de la vie privée des patients, des problèmes qui relèvent de leur conscience et de leurs croyances : « je n'ai rien à voir là-dedans » ; « je n'aime pas violer la conscience et l'intimité des gens » ; « ce qu'ils disent relève bien souvent des difficultés relationnelles, c'est leur vie, ça ne me regarde pas ».

Selon Jacques Besson (2019), professeur honoraire à l'Université de Lausanne, ancien chef du Service de psychiatrie communautaire au CHUV : « Une étude américaine a montré que 80 % des patients souhaiteraient pouvoir parler de spiritualité avec leur médecin, tandis que

80 % des médecins y sont opposés. »[51]. Les médecins manifestent une forme d'éloignement vis-à-vis des préoccupations spirituelles de leurs patients. Cependant, une question reste posée : les décisions des médecins sont-elles exemptes de toute influence par la religion, la culture et le contexte social et géographique dans lesquels évolue le médecin ?

2. Comment interpréter les réserves et la méfiance qui transparaissent dans l'attitude des médecins vis-à-vis des soins spirituels ?

Dans l'enquête que j'ai menée auprès des médecins généralistes en Belgique comme auprès des médecins de famille au Canada, une réalité m'a paru certaine : il y a une forme de méfiance et des réserves vis-à-vis de la spiritualité dans les soins de santé. Par quoi peut-on expliquer une telle attitude de la part des médecins ?

Trois interprétations possibles me paraissent comme des possibilités plausibles qui demandent peut-être une autre investigation : la première : « le rejet des religions traditionnelles ou institutionnelles dans la société » ; la deuxième : « les suspicions vis-à-vis du religieux en général » ; la troisième : « la réduction de la spiritualité à la religion » ou « la confusion entretenue entre « spiritualité » et « religion ».

1° Il me semble que *« le rejet des religions traditionnelles ou institutionnelles dans la société »* influence de manière significative la méfiance et les réserves que les médecins généralistes en Belgique et les médecins de famille au Canada entretiennent vis-à-vis des soins spirituels. Dans les sociétés

---

[51] Besson, J., (2019), « Médecine et spiritualité, deux univers qui ont beaucoup à se dire », in *Vaud,* 24 heures | Lundi 5 août 2019, p.4. https://www.formation-continue-unil-epfl.ch/wp-content/uploads/2023/04/page_4_24heures_REGION_2019-08-05.pdf

occidentales en général, les gens se sont éloignés des Églises institutionnelles. Les églises sont vides, la pratique religieuse a connu un recul important. La montée en flèche de la spiritualité sans religion et l'adoption de croyance alternative telles qu'on peut le voir dans certains systèmes de santé occidentaux, pourraient refléter une quête croissance de sens en dehors des principes des religions institutionnelles. Car dans le même temps, des religions plus traditionnelles ont perdu beaucoup de terrain, les spiritualités alternatives se rendent plus présentes dans la société. Devenus une minorité dans une société en grande partie indifférente, voire hostile, les catholiques, par exemple, cherchent de nouveaux moyens pour exister ou se faire entendre. Les musulmans quant à eux, de plus en plus communautaristes, semblent se protéger d'un monde devenu hostile à leur égard en les accusant d'être inféodés aux idéologies fanatiques qui prônent la violence. Les autres religions, déjà minoritaires auparavant, se montrent de plus en plus discrètes, réduites à leur moindre expression publique. Il se constate un mouvement de fond de reniement des religions institutionnelles. Parfois même, elles rencontrent de l'adversité. Là où les uns déplorent la « christianophobie », les autres dénoncent l'« islamophobie », les autres encore condamnent « l'antisémitisme » qui met en danger une catégorie de la population à cause de leur appartenance à une religion.

Dans les sociétés occidentales en général, les religions institutionnelles ont été évacuées du centre vers la périphérie, voire vers l'extrême périphérie, comme en témoignent le retrait des symboles religieux de l'espace public, les stéréotypes négatifs des religions dans les médias. Le surnaturel ne fonde plus l'ordre politique et moral de la plupart des sociétés. L'évacuation du religieux de l'espace public vers la sphère de la vie privée a engendré une individualisation de la croyance. Cela montre à quel point le désaccord est aujourd'hui complet, chez les croyants comme chez les incroyants, entre la raison et la religion. La méfiance et les réserves manifestées par les médecins vis-à-vis des soins spirituels sont, me semble-t-il, le reflet de ce rejet des religions traditionnelles ou institutionnelles dans la société. Dans certains cas, l'hostilité envers les religions institutionnelles prône leur éradication. On fait de plus en plus appel à la laïcité et sa neutralité pour expliquer le rejet des religions institutionnelles. La laïcité prône de plus en plus la neutralité là où elle devait être engagée dans la dénonciation des discriminations liées à la religion. « La laïcité n'est pas un athéisme d'État » (Fatou Diome, 2022[52]. Les États, dans le cadre d'une laïcité de reconnaissance, devraient veiller à ce que leur neutralité reste inclusive et ouverte à la diversité, et rechercher des « aménagements raisonnables » pour des pratiques religieuses controversées. Par capillarité, une même évolution semble se dessiner au sein des groupes religieux pour défendre la visibilité des religions dans l'espace public, revivifier la notion du « sacré » et (re)fixer leurs « valeurs non négociables ».

2 Il me semble également que *« les suspicions vis-à-vis du religieux »* influencent de façon importante la perception que les médecins généralistes en Belgique et les médecins de famille au Canada entretiennent vis-à-vis des soins spirituels. Dans les sociétés occidentales, il n'y a pas que le rejet des religions institutionnelles ou traditionnelles, il me semble que le religieux en général est objet des suspicions. On suspecte la religion d'être à la base de certains dysfonctionnements et certains maux dans la vie des individus et des groupes. On soupçonne la religion d'être à la base des conflits, voire même des conflits armés : les conflits sporadiques ou endémiques qui secouent la planète impliquent, en grande majorité, des

[52] Fatou Diome, (2022) https://www.facebook.com/jeunessemusulmane.daquitaine/videos/-la-la%C3%AFcit%C3%A9-ce-nest-pas-un-ath%C3%A9isme-d%C3%A9tat-fatou-diome/1210183833121287/

groupes identifiés sous des bannières confessionnelles ou religieuses. On soupçonne la religion d'être à la base du dévoiement des esprits par l'endoctrinement : les religions sont identifiées comme étant à la base du fanatisme. D'où le refus de toute emprise du religieux dans plusieurs domaines, dont la profession médicale. En témoignent, d'une part, le rejet du cléricalisme par un anticléricalisme affiché et combatif, et d'autre part, le rejet du communautarisme religieux qui crée des barrières entre les citoyens. Du côté du cléricalisme, l'anticléricalisme insiste sur la nécessaire séparation du religieux et du profane ; il réclame l'indépendance absolue de l'État à l'égard des Églises et postule la liberté de conscience individuelle. L'anticléricalisme se montre très critique envers toute forme de présence ou d'ingérence du clergé, dans l'organisation de la vie publique. Du côté du communautarisme, on craint surtout les dégâts sociétaux et psychologiques de l'intégrisme religieux. On considère que le communautarisme religieux remet en cause l'espace public neutre, et empêche l'individu de se définir ou de se redéfinir. Le communautarisme fait que les droits et les devoirs d'un individu sont définis en fonction de son appartenance à telle ou telle communauté, fondée sur une religion. Le communautarisme religieux est entre autres accusé d'empêcher l'intégration des immigrants dans leur société d'accueil. Par ailleurs, on affirme de plus en plus que nos sociétés démocratiques sont mises en danger par le fanatisme et les extrémismes religieux, mais aussi par la xénophobie et le rejet de la différence. Bref, on suspecte le religieux d'être une menace contre le vivre-ensemble. Je soupçonne dans la méfiance et les réserves des médecins vis-à-vis des soins spirituels le rejet du poids des valeurs religieuses/culturelles sur la perception individuelle de la santé.

3° Il me semble également que *« la réduction de la spiritualité à la religion »* ou *« la confusion entretenue entre*

« spiritualité » et « religion » n'est pas encore complètement évacuée dans la perception qu'ont des soins spirituels les médecins généralistes en Belgique et les médecins de famille au Canada que j'ai interrogés. Généralement, dans les sociétés occidentales marquées par de longs siècles du christianisme, le terme « spiritualité », est lié à la religion, aux principes chrétiens qui renvoient à la relation de l'être humain avec son Dieu et au salut de son âme. Dans le substrat commun, la spiritualité reste une forme particulière de rapport au sacré, dans les limites officielles de la religion, en l'occurrence du catholicisme. Par extension, elle ne s'applique à d'autres systèmes de croyances qu'en vertu de similitudes constatées entre les traditions religieuses. Du seul fait que, les références religieuses se trouvent encore présentes au sein des groupes et des nations, et ce sous diverses formes, elles ne manquent pas d'influencer les différentes visions du monde encore véhiculées dans les sociétés occidentales traditionnellement influencées par le christianisme (en particulier par le catholicisme). C'est ce que craignent les médecins et qui, me semble-t-il, motive leur réticence à ne pas orienter leurs patients vers les soins spirituels. En effet, dans les sociétés occidentales, malgré le scepticisme général ambiant, malgré les suspicions envers les religions, au-delà du rejet des religions institutionnelles traditionnelles, on expérimente encore dans certains milieux, l'influence des valeurs religieuses et culturelles sur les pratiques et décisions médicales. Les convictions religieuses et les influences culturelles deviennent problématiques lorsqu'elles créent des tensions ou obligent le personnel soignant à modifier son approche axée prioritairement sur la santé de la personne. Donc, parler des « soins spirituels » dans le raisonnement de plusieurs médecins que j'ai interrogés renvoient consciemment ou inconsciemment aux « soins religieux ». Et d'ailleurs, dans la conversation avec les médecins que j'ai interrogés lors de l'enquête, les deux termes sont souvent

employés l'un pour l'autre. Lorsqu'on parle « spiritualité », on pense automatiquement « religion ». Les médecins ont à l'esprit le fait que la diversification religieuse de la population dans les sociétés occidentales se manifeste par de multiples conceptions religieuses en matière de santé, de maladie et de souffrance, dont ils n'ont pas la maîtrise. La diversité religieuse indique les différences dans les conceptions de la santé, de la maladie et de l'éthique qui peuvent exister entre les personnes croyantes et certains professionnels s'avèrent parfois sources de difficultés dans la rencontre clinique.

3. Les soins spirituels possèdent-ils en eux-mêmes une dimension curative (cure) ou bien doit-on seulement les considérer dans leur aspect de « care » (aspect caritatif du soin, accompagnement, prendre soin avec sollicitude et empathie) ?

Les soins spirituels interviennent-ils dans les processus thérapeutiques en tant que « cure » (aspect curatif du soin) ou en tant que « care » (aspect caritatif du soin), ou les deux à la fois ? En général, l'enquête qualitative que j'ai menée a montré que, dans l'exercice de leur profession, certains médecins généralistes en Belgique tout comme certains médecins de famille au Canada ne remettent pas en question le bien-fondé de l'accompagnement spirituel, lorsque le patient ou la patiente le juge nécessaire pour lui ou pour elle. Ils respectent le choix et les besoins de leurs patients. Cependant, dans leur majorité, ils se montrent réservés vis-à-vis du statut et de l'objectif « curatif » qu'on peut attribuer à ces soins.

Doit-on entendre les soins spirituels dans le sens de « thérapie spirituelle » à visée curative (aspect curatif du soin) ou simplement dans le sens d'un « facteur favorisant le bien-être » (aspect caritatif du soin, sollicitude) ? Cette question mérite d'être posée. On trouve d'un côté, les arguments de ceux et celles qui soutiennent que des soins spirituels ont pleinement une dimension curative (thérapie spirituelle), et de l'autre, les arguments de ceux et celles qui n'imputent pas à ces soins un aspect curatif, mais, les reconnaissant uniquement comme « un facteur favorisant » le bien-être. On trouve ce va-et-vient entre les deux aspects du soin, notamment dans les études présentées dans le livre collectif de Jobin, Legault, Pujol (2017), *L'accompagnement de l'expérience spirituelle en temps de maladie*[53].

Les soins spirituels interviennent-ils dans les processus thérapeutiques comme soins curatifs ou comme soins caritatifs ? Ceux qui attribuent aux soins spirituels un pouvoir curatif définissent ces soins par le terme de « thérapie spirituelle ». Les soins spirituels (cure d'âme jadis attribuée aux curés) guérissent l'âme et délivrent le corps des effets néfastes laissés par les perturbations de l'âme. En général, on définit la thérapie spirituelle comme une forme alternative de libération de l'esprit des énergies négatives et de leur remplacement par une énergie de guérison positive qui restaure à la fois l'esprit et le corps. C'est aussi une analyse de sa propre conscience émotionnelle et spirituelle d'un point de vue naturel. Également connue sous le nom de « thérapie holistique », elle englobe toutes les dimensions, du physique au mental. Selon Albrecht (2016) : « La thérapie holistique est une vision de l'être humain qui tient compte de ses dimensions physique, mentale, émotionnelle, familiale, sociale, culturelle et spirituelle. Elle permet d'accéder pleinement à son potentiel de transformation et de guérison au travers de soins uniques et personnalisés »[54]. Certaines personnes qui souffrent de dépression mentale ou d'autres déséquilibres émotionnels

---

[53] Jobin, G., Legault, A., Pujol, N. (dir), (2017), *L'accompagnement de l'expérience spirituelle en temps de maladie,* coll. « Religio », Louvain-la-Neuve, Presses Universitaires de Louvain

[54] Albrecht, L. (2016), « Thérapies holistiques », https://www.therapies-holistiques.ch

peuvent s'appuyer sur des formes de thérapie spirituelle pour les aider à surmonter les obstacles. C'est un type de guérison métaphysique qui vient de la reconnaissance de ses propres pouvoirs de guérison intérieurs. Dans ce type de thérapie, l'individu peut placer ses croyances dans un être suprême pour être guidé ou simplement puiser sa force et ses croyances à l'intérieur. En acquérant la confiance en soi nécessaire pour se sentir responsabilisé, ce type de thérapie peut traiter de nombreuses formes de détresse telles que le deuil, les problèmes relationnels ou le stress quotidien. En thérapie, l'apport de la spiritualité (prière, méditation, imagerie guidée, sophrologie, musicothérapie qui élèvent l'âme, contact avec la nature) permet de détendre l'esprit et le corps pour un plus grand bien-être physique et psychologique, tout en valorisant le côté sacré du moment présent. La spiritualité peut apporter un sentiment de paix qui peut être réparateur et motivateur. En situation très difficile – dépression, agression sexuelle, deuil, pulsions suicidaires, anxiété chronique – la médication et la thérapie psycho-comportementale peuvent être efficaces, mais le traitement des blessures de l'âme peut être facilité grâce aux bienfaits de la spiritualité. Le soin spirituel est entendu dans le sens commun du traitement curatif : c'est le cure. Le soin est entendu ici au sens du déploiement de techniques ayant pour visée la guérison. Dans cette logique on peut citer l'article de la Professeure Marie-Denise Schaller (2009), médecin cheffe, service de médecine intensive adulte, Centre hospitalier universitaire Vaudois, Lausanne (Suisse) « Le médecin face à la dimension spirituelle de son patient »[55]. Dans sa communication, Shaller (2009) rapporte ceci :

---

[55] Marie-Denise Schaller, M.-D. (2009), « Le médecin face à la dimension spirituelle de son patient » in Actes du symposium du samedi 31 janvier 2009 organisé par les équipes d'aumônerie et le service pastoral du CHC, *Quelle place pour la spiritualité dans les soins ? Donner corps au spirituel*, p. 13-14.
https://www.saintluc.be/sites/default/files/library/aumonerie/2023-07/ASL_Quelle-place-pour-la-spiritualit%C3%A9-dans-les-soins.pdf

En Suisse, à Genève, des médecins ont observé, dans une enquête réalisée sur les effets de la spiritualité ou de la religion, chez 115 patients atteints de schizophrénie.

Des effets positifs où on note :

– une augmentation de l'espérance, du sens de la vie (dans 71 % des cas)

– une diminution des symptômes psychotiques (54 %)

– une meilleure intégration sociale (28 %)

– une diminution du risque suicidaire (33 %)

– une diminution de l'abus de substances (14 %)

– une meilleure compliance médicamenteuse (16 %).

Des effets négatifs en parallèle :

– une détresse spirituelle (14 %)

– une augmentation des symptômes psychotiques (10 %)

– un isolement social (3 %)

– une augmentation du risque suicidaire (10 %)

– des abus de substance (3 %)

– opposition au traitement (15 %).

En fait, les effets négatifs sont beaucoup moins importants que les effets positifs. La conclusion de ces auteurs de Genève, chez ces 115 schizophrènes qui ont été interviewés, c'est que la spiritualité ou la religion (religiosité) ont des effets majoritairement positifs.

Dans une enquête multicentrique sur 1824 patients, P. Corrigan trouve exactement la même chose. Religion et spiritualité sont associées au bien-être psychologique et à une diminution des symptômes psychiatriques, et il constate des effets positifs (espoir, amélioration des symptômes, acceptation de la maladie,...) chez environ 90 % des patients schizophrènes.

Et il y a de multiples publications, sur les effets bénéfiques ou sur l'intérêt de la spiritualité ou de la religion, en oncologie, psychiatrie, médecine palliative, chirurgie, pédiatrie, médecine intensive, épidémiologie,... Mais il faut savoir aussi que de temps en temps, il y a des effets négatifs, à savoir culpabilité, punition méritée et refus de traitement, non-compliance, "ne pas s'opposer à la volonté de Dieu ».

Dans la grande majorité, les médecins généralistes en Belgique tout comme les médecins de famille au Canada n'accordent pas aux soins spirituels le sens commun du soin, « cure » à savoir, traitement curatif entendu ici au sens du déploiement de techniques ayant pour visée la guérison. Tout au plus, le petit nombre des médecins qui accordent l'attention aux soins spirituels, penchent plutôt vers l'identification des soins spirituels au terme « care », « caring » : prendre soin avec sollicitude, accompagner avec empathie afin de créer les conditions favorables à la guérison, à la rémission, au bien-être. Les soins spirituels sont pensés dans le sens de « facteurs favorisant » la guérison, la rémission, ou le bien-être. Ils n'en sont pas la cause, mais ils facilitent l'accès à la guérison, à la rémission qui, elles, sont l'effet des traitements curatifs. Les soins spirituels relèvent du « care », « prendre soin », « sollicitude », ou encore « accompagnement », qui sont autant des mots se référant à une relation d'écoute emprunte d'humanité, et à une durée de la relation empathique comme l'expliquent Tavares, Martins, Pinto, Caldeira, Pontífice Sousa, Rodgers, (2022) : « Le soutien spirituel a une nature intrapersonnelle, qui fait référence à la relation intime et affectueuse avec une puissance supérieure ou Dieu, à une interconnexion et à une connexion avec Dieu, les autres et l'environnement, mais il fait également référence à un phénomène interpersonnel. Cela signifie que les soins spirituels sont un processus interactif et intentionnel qui comprend, au-delà du lien intime et affectueux avec soi-même, les autres ou Dieu ».

Il sied de reconnaître que les points de vue ne convergent entre ceux qui considèrent que les soins spirituels sont bénéfiques pour la santé, et ceux qui considèrent que la spiritualité est un facteur aggravant certains mal-être.

Donc, pour les uns, les soins spirituels sont considérés comme facteurs favorisant la paix intérieure condition nécessaire à la collaboration aux soins curatifs, ou comme disposition indispensable pour supporter l'état de maladie ou lui donner un sens. Les soins spirituels sont considérés comme source d'amour, d'espoir, d'adaptation aux moments difficiles et d'amélioration du bien-être intérieur, indispensable en temps de maladie et de crise[56]. Les soins spirituels ne sont pas eux-mêmes cause de guérison comme le seraient les soins médicaux et infirmiers, mais créeraient les conditions psychologiques vers la guérison ou vers une résilience ou vers une mort paisible. Ils relèvent de l'ordre du « caring » comme dit Lalau (2020) : « La maladie implique le cure, un traitement rationnel et l'attention à l'autre, qui elle, implique un relationnel qui n'est plus rationnel : le care »[57]. Le cure relève de la compétence, des connaissances et de l'expérience de

---

[56] On trouve cela dans les études suivantes :

- Martins, H., Dias Domingues, T., Caldeira, S. (2020), « Bien-être spirituel chez les patients atteints de cancer subissant une chimiothérapie en milieu ambulatoire : une étude transversale *» in J Holist Nurs.* 2020;38(1):68-77. 10.1177/0898010119858269 [DOI] [PubMed
- Dover, L.J., Bacon, J.M. (2001), *«* Soins spirituels dans la pratique infirmière : un aperçu détaillé *», in Nurs Forum.* 2001 ;36(3) : 18-28. 10.1111/j.1744-6198.2001.tb00245.x *[DOI]*

[57] Jean-Daniel Lalau (CHU d'Amiens, Hôpital Nord, Service d'endocrinologie-diabétologie-nutrition et Coordination pour la prévention et l'éducation du patient en Picardie, Amiens, France), « Le cure et le care ». 2020 published by Elsevier. This manuscript is made available under the Elsevier user license https://www.elsevier.com/open-access/userlicense/1.0

soignant à trouver les moyens de guérir, le care relève de l'attention et de l'accompagnement afin d'aider l'autre à aller mieux à travers l'expérience de sa propre maladie et son désir de connaître un mieux-être. Chacun doit avoir clairement la conscience de l'enjeu : pour le thérapeute, donner du sens à la démarche thérapeutique qui est la sienne ; pour le malade, recouvrer la santé en donnant du sens à la maladie qui l'affecte et aux questionnements qui l'habitent. L'intervention en soins spirituels est perçue en tant que ressource.

Pour d'autres par contre, la spiritualité, il y a un lien entre les préoccupations religieuses ou spirituelles et une santé mentale fragile. Une recherche religieuse ou spirituelle exagérée et désordonnée est plus apte à affaiblir qu'à fortifier le bien-être d'un individu. Le lien entre religion/spiritualité et bien-être psychologique est probablement très faible, voire inexistant. Une étude effectuée par l'équipe des psychiatres Michael King et Paul Bebbington, publiée dans le « British Journal of Psychiatry », est arrivée à la conclusion que la spiritualité sans rapport avec la religion était la plus à même d'apporter une vulnérabilité psychologique. « Conclusions : People who have a spiritual understanding of life in the absence of a religious framework are vulnerable to mental disorder »[58].

4. Existe-t-il une frontière significative et définitive entre « soins psychologiques » et « soins spirituels » ?

Dans l'exercice de leur profession, tous les 24 médecins que j'ai interrogés orientent les patients qui éprouvent les besoins spirituels vers les spécialistes. La plupart (soit

[58] King, M., Marstons, L., McManus, S.; Brugha, T., Meltzer, H., Bebbington, P., (2013), « Religion, spirituality and mental health: results from a national study of English households» in *Br J Psychiatry* 2013 Jan; 202(1):68-73. doi: 10.1192/bjp.bp.112.112003. Epub 2012 Nov 22. PMID: 23174516 DOI: 10.1192/bjp.bp.112.112003

18 médecins (soit 75 % de mon échantillon) les orientent uniquement vers les psychologues ou les psychiatres ; seul un petit nombre (soit 6 médecins qui représente 25 % de mon échantillon) sont ouverts aussi à les orientent vers les intervenants en soins spirituels. Cette pratique des médecins fait surgir la question de la distinction entre « soins spirituels » et « soins psychologiques » : Doit-on considérer les soins spirituels comme faisant partie des soins psychologiques ? Doit-on opposer diamétralement soins spirituels et soins psychologiques ? Les soins spirituels peuvent-ils être considérés comme une forme de « psychologie spirituelle » ? Peut-on conjuguer psychologie et spiritualité ? Cette dernière question mérite d'être posée, car ce qu'on appelle « psychologie spirituelle » combine des concepts de la psychologie et de la spiritualité pour offrir une approche thérapeutique qui respecte les croyances individuelles tout en étant basée sur des principes psychologiques. En orientant leurs patients qui éprouvent des besoins spirituels vers les soins psychologiques, les médecins tablent sur la psychologie en tant que science rationnelle qui procède de manière systématique et méthodique dans la démarche des soins. Ce faisant les médecins ne sont pas à l'aise avec ce qui relève des croyances de leurs patients. Cependant, peut-on établir qu'il y a une frontière définie entre les soins spirituels et les soins psychologiques ?

La réponse à cette question met face à face, me semble-t-il, deux conceptions de la personne humaine. La distinction entre soins spirituels et soins psychologiques relève, me semble-t-il, d'une « anthropologie ternaire »[59] qui stipule que la personne humaine est composée de trois entités : le corps, l'esprit et l'âme. Tandis que la fusion entre soins spirituels et soins psychologiques relève, me semble-t-il, d'une « anthropologie dualiste » qui énonce que la personne

[59] Cf. Fromaget, M., (2017), *Corps-âme-esprit. Introduction à l'anthropologie ternaire,* Paris, Almora

humaine est un composé des deux entités : le corps et l'âme : l'homme est formé seulement d'un corps et d'une âme. Nous pensons que notre vie ne présente que deux aspects, unis certes, mais distincts : un aspect physique (le corps) et un aspect psychologique (l'âme) ».

Dans la logique de l'anthropologie ternaire, la distinction entre soins spirituels et soins psychologiques indique que les soins spirituels visent l'esprit, tandis que les soins psychologiques se préoccupent de l'âme. Voyons en détail comment se présente l'anthropologie ternaire qui établit la distinction entre l'esprit et l'âme. Selon cette anthropologie, l'anthropologie moderne est dualiste, car elle tend à ne considérer l'homme que composé d'un corps (Soma) et d'une âme (psyché, en grec « ψυχή », *psykhḗ*, : (en psychologie, ce terme renvoie à l'ensemble des manifestations conscientes et inconscientes de la personnalité d'un individu. En philosophie, il signifie l'ensemble des phénomènes psychiques qui constitue l'individualité. Selon l'anthropologie ternaire, la conception dualiste de l'homme (corps et âme) a occulté une troisième composante de l'homme : l'esprit (« noûs » en grec ancien : « νοῦς » : l'intelligence, l'esprit, l'intellect), fondement de toute spiritualité, s'est trouvé au fil des siècles rabaissé au niveau du psychisme, du mental. En conséquence, il existe actuellement dans nos sociétés modernes une grande confusion entre ce qui appartient au domaine du psychisme et ce qui relève de l'esprit. En d'autres termes, les soins spirituels s'occupent de l'esprit (« noûs), tandis que les soins psychologiques sont destinés à l'âme (psyché). Ainsi, dans leurs pratiques « soins spirituels » et « soins psychologiques » sont distingués et pratiqués par deux spécialités : la spiritualité et la psychologie. Pour prendre soin de la personne humaine, chacune le fait différemment, et chacune ne se considère pas à la place de l'autre. Et, il arrive même qu'ils soient dans un rapport d'antagonisme : les sciences psychologiques accusent la spiritualité d'être à la base de certaines névroses (délire religieux), donc « pas de spiritualité en soins psychologiques ».

La conception ternaire de l'homme (corps-âme-esprit) ou la conception de la personne humaine comme une entité tripartite (corps, âme, esprit)[60] souligne que la personne humaine possède une dimension physique (le corps), une dimension spirituelle (l'esprit) et une dimension psychologique (l'âme). En fait, ces trois mots sont là pour désigner l'être humain total, avec l'ensemble des dimensions dans lesquelles il vit : physique, émotionnelle, intellectuelle, relationnelle, spirituelle, etc. L'âme, tout comme l'esprit, dans leur interférence avec le corps est au centre de nombreuses expériences spirituelles et émotionnelles.

- **Le corps** est la partie de nous qui est visible. Le corps est la partie visible et externe de notre être ; il est la partie qui marque la présence de la personne humaine dans le monde sensible et matériel. Le corps est conçu à base des gamètes mâles et femelles (spermatozoïdes et ovocytes), il naît, grandit, vieillit et meurt. Au niveau de la santé, ce sont les performances physiques qu'on regarde. On peut définir le corps comme l'ensemble d'organes qui forme notre présence dans le monde et nous permet d'entrer en contact avec le monde extérieur. Grâce à notre corps, nous existons dans le monde, nous pouvons établir une relation avec les choses tangibles du monde matériel au moyen de nos cinq sens physiques qui sont, selon le philosophe grec Aristote : la vue,

---

[60] En dehors du livre de Michel Fromaget, (2017), « *Corps-âme-esprit. Introduction à l'anthropologie ternaire* » déjà signalé ci-dessus, on peut aussi lire avec le même intérêt :

- Herz, J. (2011), *L'âme entre le corps et l'esprit,* coll. « Nouvelle psychologie spirituelle », Paris, Éditions ECCE.
- Bible : 1 Corinthiens 2, 13-3, 3, Paul parle de trois types de personnes : l'homme spirituel (*pneumatikoi*), l'homme psychique ou naturel (*psychikoi*, littéralement,« de l'âme »), et l'homme de la chair, homme charnel (*sarkikoi*).

l'ouïe, le goût, l'odorat, le toucher. Il existe aujourd'hui, parmi les scientifiques, un consensus qui admet quatre nouveaux sens, encore méconnus : la proprioception, l'équilibrioception, la thermoception et la nociception. À ce sujet on peut lire avec intérêt le livre de Touze (2018), « Les 5 sens »[61]. Elle affirme que nous en avons bien plus que les cinq sens connus (la vue, l'ouïe, le goût, l'odorat, le toucher) ; nous en avons bien plus : l'équilibrioception, la thermoception, la nociception, la proprioception et d'autres encore... qui nous permettent de détecter ce qui se passe autour de nous, mais aussi à l'intérieur de notre corps.

- **L'âme**, c'est-à-dire le mental, correspond au « moi » de la personne humaine. Elle est située entre notre esprit et notre corps, elle est la partie de la personne humaine qui possède la conscience de soi et permet que nous ayons une personnalité qui nous est propre. En quelque sorte notre âme représente la conscience de soi, elle perçoit ce qui appartient au domaine psychologique. Notre âme est qui nous sommes, notre personnalité. Grâce à notre âme, nous pensons, nous raisonnons, nous pesons le pour et le contre, nous nous souvenons et nous nous interrogeons. Nous faisons l'expérience d'émotions comme le bonheur, l'amour, la tristesse, la colère, le soulagement et la compassion. Nous sommes aussi capables de résoudre les problèmes, de choisir les options qui nous conviennent et de prendre des décisions. Au niveau de la santé, ce sont les performances intellectuelles qu'on regarde : concentration, capacité mentale,.... Les perturbations de l'âme affectent le corps comme les affects du corps influencent l'âme. On parle des effets psychosomatiques. L'âme est notre monde psychique fait d'émotions et de pensées, caractérisé par la fluctuation et l'instabilité. Elle est faite de désirs et balance entre le corps et l'esprit.

[61] Touze, A. (2018), *Les 5 sens*, (Illustrations de Marc-Etienne Peintre), Paris, Éditions Milan.

- **L'esprit** est la partie la plus profonde d'une personne, siège de la spiritualité. C'est grâce à elle que l'être humain peut être en contact avec la transcendance. Le philosophe français Bergson (1859-1941) parle d'« énergie spirituelle » comme propriété de la conscience humaine, mais aussi comme principe vitaliste qui anime le corps et la conscience. La religion chrétienne, elle, dit que c'est par l'esprit que nous pouvons être en contact ou entrer en contact avec Dieu. L'esprit humain est la capacité de la personne à se rapporter à Dieu, à être déplacé de l'intérieur par le Saint-Esprit. C'est le sommet de l'âme. L'esprit est le propre de la personne humaine. Aucun autre être dans le monde n'a l'esprit. Si nous partageons avec le monde animal les deux précédentes dimensions, à savoir le corps et l'âme, en tant qu'humains, nous sommes les seuls êtres qui possèdent l'esprit. « Le concept a conservé deux facettes : une dimension émotionnelle, intime, subjective de l'expérience du sacré, et une dimension cognitive, intellectuelle, érudite, selon le principe que « le cœur ressent, mais l'esprit cherche »[62]

Au niveau de l'union des trois composantes de la personne humaine, à savoir, le corps, l'âme et l'esprit, l'anthropologie ternaire postule que l'âme et l'esprit cohabitent dans le corps. Le corps contient notre âme, et l'âme est le récipient qui contient l'esprit. L'âme est à l'articulation entre deux mondes, celui du corps et celui de l'esprit. Si l'esprit fait défaut à l'âme, la personne humaine restera psychique et charnelle. L'âme est le siège de la conscience. Elle pense, apprend, raisonne, décide. Elle a reçu de nombreux dons : l'intelligence, la logique, la mémoire, l'imagination, l'aptitude à décider, elle a la possibilité de faire des choix.

Quant à elle, l'anthropologie dualiste considère que l'être humain est composé simplement des **deux entités : le corps**

---

[62] Obadia, L., (2023), *La spiritualité*, coll. « Repères », Paris, La Découverte, p. 7-29 : « La spiritualité, le spirituel et leurs champs d'applications ».

et l'âme. Et, elle définit l'âme par le terme « esprit », l'âme est spirituelle. Dans cette optique, soins spirituels et soins psychologiques se confondent, car ils s'adressent tous les deux à une même dimension de l'homme, la dimension spirituelle rendue par le terme « esprit » défini comme « âme ». Donc, comment l'anthropologie dualiste définit-elle la personne humaine ? Selon elle, la personne humaine est bipartite : corps et âme ou corps et esprit[63], à parts égales dans une unité indivisible. Le terme « âme » et le terme « esprit » sont présentés dans un rapport de synonymie.

Le dualisme d'équité entre le corps et l'esprit définit la personne humaine comme une unité composée des deux parties ou deux natures égales et complémentaires : le corps et l'esprit. L'esprit est la part incorporelle de la personne humaine. Le corps est la part matérielle de la personne humaine. Un humain est composé de la matière (son corps), et d'un esprit. L'esprit désigne à la fois l'intelligence et la conscience. Bien qu'ils interfèrent et s'influencent l'un et l'autre, l'un n'est pas au-dessus de l'autre. Nous sommes en présence du dualisme définissable comme « toute doctrine soutenant l'existence de deux principes irréductibles l'un à l'autre. C'est le dualisme que l'on trouve dans la pensée du philosophe français Descartes (1596-1650). Il préconise d'assimiler la matière (le corps) à une chose étendue (res extensa), et l'esprit ou l'âme à une chose pensante (res cogitans). Pour lui, la personne humaine concrète témoigne d'une union entre l'âme et le corps. Puisque l'animal n'a pas d'âme, il ne peut exister chez lui ou en lui une telle union. Certes, Descartes affirme que « la chose pensante n'a besoin

---

[63] À propos de la conception dualiste de l'être humain, on peut lire avec intérêt :

- Keller, P.-H., (2006), *Le dialogue du corps et de l'esprit*, Paris, Odile Jacob
- Labbé, B. & Dupont-Beurier, *Le corps et l'esprit*, coll. « Les goûters philo », Paris, Éditions Milan

d'aucun corps pour exister », mais, ce n'est pas pour autant qu'il tient l'âme ou l'esprit comme étant supérieur au corps ou informant le corps. Descartes affirme fermement l'union du corps et de l'esprit ou âme. C'est cette union qui définit, selon lui, la personne humaine. Ainsi affirme-t-il « « ne suis pas logé seulement dans mon corps ainsi qu'un pilote en son navire, mais je lui suis conjoint très étroitement et tellement confondu et mêlé que je compose comme un seul tout avec lui ».

Cependant, il faut noter que la pensée de Descartes relève plutôt du matérialisme, elle présente la personne humaine comme une « machine pensante » : les animaux sont de simples objets, et les hommes des machines pensantes[64]. Il précise même où se situe le lien entre les deux substances corps et âme : la glande pinéale, une petite structure située dans le cerveau. À ce sujet, Descartes se rapproche du philosophe grec Aristote et du philosophe et médecin persan Avicenne (980-1037). Pour ces deux philosophes, c'est le cœur qui est considéré comme le siège de l'âme, alors que pour Descartes c'est le cerveau est considéré comme le siège de l'âme. En ce sens, Descartes est cité parmi les philosophes matérialistes, partant du fait que l'on peut comprendre les corps et le fonctionnement de l'âme à partir des propriétés de la matière. Et d'ailleurs, toute la médecine occidentale va se construire autour de ce débat entre le cœur comme siège de

---

[64] « Je ne connais aucune différence entre les machines que font les artisans et les divers corps que la nature seule compose, sinon que les effets des machines ne dépendent que de l'agencement de certains tuyaux, ou ressorts, ou autres instruments, qui, devant avoir quelque proportion avec les mains de ceux qui les font, sont toujours si grands que leurs figures et mouvements se peuvent voir, au lieu que les tuyaux ou ressorts qui causent les effets des corps naturels sont ordinairement trop petits pour être aperçus de nos sens. Et il est certain que toutes les règles des mécaniques appartiennent à la physique, en sorte que toutes les choses qui sont artificielles, sont avec cela naturelles. Car, par exemple, lorsqu'une montre marque les heures par le moyen des roues dont elle est faite, cela ne lui est pas moins naturel qu'il est à un arbre de produire des fruits ». R. Descartes, R. (1648) *Traité de l'homme.*

l'âme ou le cerveau comme siège de l'âme. À ce sujet on peut lire avec intérêt l'étude de Bouchet et Masson (1980) « Les localisations anatomiques de l'âme au cours des siècles »[65].

Dans ce dualisme d'égalité de deux natures corps-esprit, ce qui est souligné c'est leur union. L'esprit n'a pas la domination sur le corps comme dans le dualisme platonicien décrit précédemment. La personne humaine est une personne indivisible, une chair dans laquelle corps et âme ne se distinguent pas. La personne humaine est formée par la conjonction d'une âme, incorporelle, rationnelle et immortelle, et d'un corps, matériel et périssable. Les deux forment une unité qui rend possible l'existence de la personne humaine. Entre autres, c'est la position du philosophe néerlandais Spinoza (1632-1677) pour qui la personne humaine est définie comme l'union de deux modes, un corps et une âme. Ensuite, nous avons la Bible qui, dans le Nouveau Testament, elle aussi présente des deux manières la personne humaine. Le Nouveau Testament présente la personne humaine comme bipartite (corps et âme) et comme tripartite (corps, âme et esprit). La personne humaine est « corps et âme » : Matthieu 10,28 : « Ne craignez pas ceux qui tuent le corps sans pouvoir tuer l'âme ; craignez plutôt celui qui peut faire périr dans la géhenne l'âme aussi bien que le corps ». la personne humaine est « corps, âme et esprit » : 1 Thessaloniciens 5,23 : «Que le Dieu de paix vous sanctifie lui-même tout entiers ; que tout votre être, l'esprit, l'âme et le corps, soit conservé sans reproche à l'avènement de notre Seigneur Jésus-Christ !».

---

[65] Une référence bibliographique intéressante : Bouchet, A. et Masson, J.L. (1980), *Les localisations anatomiques de l'âme au cours de siècles,* https://www.biusante.parisdescartes.fr/sfhm/hsm/HSMx1980x014x001/HSMx1980x014x001x0095.pdf
« Chaque époque s'est interrogée sur le siège de l'âme, lui donnant u n support matériel dans le corps humain, à l'aide d'interminables débats o ù chacun demeurait capable de clore provisoirement la discussion ».

Cette vision néotestamentaire de l'être humain indique toute la difficulté qui résulte du fait qu'on fait de l'âme et de l'esprit une même entité. En conséquence, soins spirituels et soins psychologiques s'adressent à une même dimension de la personne humaine, sa « dimension spirituelle ».

Remarques

Dans le vocabulaire usuel ou commun, les concepts « âme » et « esprit », sont tantôt proches, tantôt éloignés, car ils reçoivent des significations contextuelles en philosophie, en religion comme en psychologie. En philosophie comme en religion, l'âme est définie comme « principe qui anime la matière », « principe vital et spirituel, immanent ou transcendant, qui anime le corps d'un être vivant (humain, animal ou même végétal) ». Chez le philosophe français, René Descartes (1596-1650), l'âme est plutôt utilisée comme synonyme de « pensée » ou de « conscience ». Dans la Bible, les deux concepts « esprit » et « âme » sont tantôt synonymes, tantôt dissociables. Ils sont synonymes lorsqu'ils évoquent « le souffle », « souffle de vie » qui remonte aux racines du terme « *ruah* » en hébreu (« souffle » ou « esprit »). Cette signification a influencé les Pères de l'Église qui l'ont traduit en grec par « *pneumatikos* », puis en latin par « *spiritualis* » que l'on retrouve dans la Vulgate de saint Jérôme. « Esprit » et « âme » sont dissociables par la signification qu'ils rêvent dans chaque texte. L'âme et l'esprit sont tous les deux des principes immatériels que les Saintes Écritures attribuent à l'humanité. La différence entre les deux concepts est difficile à discerner.

- Dans *Hébreux 4,12* : l'âme et l'esprit sont liés, mais séparables[66].

[66] Hébreux 4,12 « Elle est vivante, la parole de Dieu, énergique et plus coupante qu'une épée à deux tranchants ; elle va jusqu'au point de

• Dans *Jacques 2,26* : l'âme signifie « souffle de vie », principe qui donne vie au corps, lorsqu'elle quitte le corps, celui-ci meurt. L'expression utilisée est « rendre l'âme »[67]. Le principe de vie qu'est l'âme est retiré au moment de la mort physique.

• Dans le *psaume 43, 5* : l'âme est le principe intérieur qui habite dans la personne humaine[68]. Ce principe intérieur peut être blessé et donc a besoin de guérison[69].

• Dans *Jean 4,24* : l'esprit est l'aspect de notre être qui nous relie à Dieu. L'esprit est notre partie divine, la présence de Dieu en nous. L'esprit est l'aspect de notre être qui nous relie à Dieu qui est lui-même esprit[70]. L'esprit en la personne humaine représente la dimension spirituelle de l'être humain et spiritualise l'âme et le corps. Il est l'ouverture sur Dieu et s'en nourrit.

---

partage de l'âme et de l'esprit, des jointures et des moelles ; elle juge des intentions et des pensées du cœur ».

[67] Jacques 2,26 : « Ainsi, comme le corps privé du souffle est mort, de même la foi sans les œuvres est morte. ». Dans la Bible de Louis Segond il est écrit : « Comme le corps sans âme est mort, de même la foi sans les oeuvres est morte ».

Genèse 35,18 « Dans son dernier souffle, au moment de mourir, Rachel l'appela Ben-Oni (c'est-à-dire : Fils-du-deuil) ; mais son père l'appela Benjamin (c'est-à-dire : Fils-de-la-droite) ». La bible Louis Segond écrit : « Et comme elle allait rendre l'âme, car elle était mourante, elle lui donna le nom de Ben Oni ; mais le père l'appela Benjamin ».

[68] Dans la bible de Louis Segond Psaume 43, 5 : « Dans la bible catholique (AELF) c'est Psaume 42, 5 : « Pourquoi te désoler, ô mon âme, et gémir sur moi ? * Espère en Dieu ! De nouveau je rendrai grâce : il est mon sauveur et mon Dieu ! »

[69] Dans la bible Louis Segond Psaume 103, 1-3 : « Mon âme, bénis l'Eternel ! Que tout ce qui est en moi bénisse son saint nom ! Mon âme, bénis l'Éternel, Et n'oublie aucun de ses bienfaits ! C'est lui qui pardonne toutes tes iniquités, Qui guérit toutes tes maladies ». Dans la bible catholique, c'est le Psaume 102, 2-3 : « Bénis le Seigneur, ô mon âme, n'oublie aucun de ses bienfaits ! Car il pardonne toutes tes offenses et te guérit de toute maladie ».

[70] Jean 4, 24 : « Dieu est esprit, et ceux qui l'adorent, c'est en esprit et vérité qu'ils doivent l'adorer. »

• Dans *1 Corinthiens 2,11* : l'esprit indique la dimension cachée de la personne humaine, son moi profond, son intériorité, voie par laquelle il peut communiquer avec Dieu[71]. Les hommes ont un esprit, mais ne sont pas des esprits. L'esprit fait uniquement référence à la dimension immatérielle de la personne humaine.

• Dans *1 Thessaloniciens 5:23* : il est clairement indiqué que l''homme est constitué du corps, de l'âme et de l'esprit. « Que le Dieu de paix vous sanctifie lui-même tout entiers ; que tout votre être, l'esprit, l'âme et le corps, soit conservé sans reproche à l'avènement de notre Seigneur Jésus-Christ !»

La notion de l'âme a été abandonnée par la suite en philosophie comme en psychologie à cause de sa trop forte connotation religieuse. Quant à la définition du terme « esprit », c'est un terme employé dès l'Antiquité grecque, chaque philosophe en donnant sa propre définition. Au sens contemporain, le terme « esprit » désigne l'instance de pensée qui est en la personne humaine, à savoir, son intériorité. Il renvoie aussi à la conscience.

En distinguant les soins spirituels des soins psychologiques, l'on affiche la différence entre la spiritualité et la psychologie. La psychologie consiste à étudier comment et pourquoi l'esprit fonctionne d'une certaine manière, tandis que la spiritualité consiste à trouver un sens. En d'autres termes, le psychologique ou le mental apporte les prises de conscience utiles à l'ouverture à plus grand. Le spirituel donne du sens et inspire le mental.

---

[71] 1Corinthiens 2.11 : « Qui donc, parmi les hommes, sait ce qu'il y a dans la personne humaine, sinon l'esprit de la personne humaine qui est en lui ? De même, personne ne connaît ce qu'il y a en Dieu, sinon l'Esprit de Dieu ».

Conclusions

Je rappelle d'abord ce qui m'a motivé à réaliser cette étude. J'ai observé que la pertinence et l'apport des soins spirituels dans les processus thérapeutiques intéressent de plus en plus les gens ; que des formations et programmes diplômants en soins spirituels sont désormais organisés dans les Universités ; que la spiritualité est aujourd'hui un concept incontournable en soins de santé, surtout dans les médecines alternatives qui présentent les soins spirituels comme base de leur démarche.

La médecine étant une discipline en constante évolution, elle requiert une actualisation régulière des connaissances du médecin, car, dans la pratique de leur profession, les médecins sont confrontés à des situations parfois inédites qui nécessitent l'élargissement de leurs connaissances de base. C'est le cas de la prise en compte de la diversité culturelle et religieuse qui s'impose aujourd'hui – qui s'imposera de plus en plus – au personnel soignant. L'impact du pluralisme spirituel et religieux sur l'organisation et la prestation des services de santé implique désormais une attention particulière des soignants, en particulier celle les médecins généralistes ou médecins de famille qui sont en première ligne dans les soins de santé. Effectivement, ces médecins sont confrontés à des nombreux défis notamment celui des besoins spirituels de leurs patients. Ils ont parfois face à eux des questions difficiles sur la quête de sens de leurs patients malmenés par la maladie : sens de la maladie, sens de la mort, sens de la vie, sens des difficultés, sens des soins, sens de l'amitié et de la solitude, sens de l'après-vie. Cette quête de sens aux multiples aspects, les uns la lient à un être supérieur ou aux entités abstraites (Dieu, dieux, esprits bons ou mauvais, ancêtres), les autres la lient au destin, au hasard, ou tout simplement au mystère, ou à l'absurdité de la vie. Les attitudes des médecins face à ces questions dépendent de leur propre posture intellectuelle et existentielle : les uns, outillés ou disposés à les aborder, se sentent à l'aise avec ces questions d'ordre spirituel avec leurs patients ; d'autres, plus nombreux, malheureusement, ne se sentent pas à l'aise et s'abstiennent parce moins outillés ou moins disposés à les gérer ; d'autres encore, s'en éloignent carrément et vite, parce déjà bousculés eux-mêmes par ces questions dans leur propre vie. Dans la grande majorité, ces médecins préfèrent s'en remettre aux autres, notamment, moins aux accompagnateurs spirituels, aux aumôniers, et plus aux psychologues, et/ou à d'autres qu'ils jugent plus compétents, plus outillés, plus disposés. C'est ce que reflète Jacques Besson (2019), professeur honoraire à l'Université de Lausanne, ancien chef du Service de psychiatrie communautaire au CHUV, lorsqu'il dit : « Les professionnels de la santé ont des notions de spiritualité, mais sans avoir de méthodologie pour approcher les patients. On observe aussi que tous ne sont pas armés de la même manière. Le personnel infirmier est déjà sensible à la dimension spirituelle, dans une perspective de prise en charge globale de la personne. Il en va tout autrement pour les médecins, chez qui le divorce entre foi et science est consommé depuis longtemps » »[72].

[72] Besson, J., (2019), « Médecine et spiritualité, deux univers qui ont beaucoup à se dire », in *Vaud,* 24 heures | Lundi 5 août 2019, p.4. https://www.formation-continue-unil-epfl.ch/wp-content/uploads/2023/04/page_4_24heures_REGION_2019-08-05.pdf

Est-ce un devoir du médecin de s'occuper des besoins spirituels de son patient ? Notre réponse est oui, le rôle du médecin, qu'on le veuille ou non, doit prendre en compte les besoins spirituels de son patient, car la spiritualité, qui est une dimension importante de l'être humain, ne peut pas être éludée dans les soins qu'on souhaite « holistiques ». Si on ne prend pas en compte cette dimension, on ignore les effets de l'émotion et de l'anxiété sur le pronostic. C'est donc un devoir du médecin de s'occuper du besoin spirituel de son patient comme de s'occuper du symptôme de l'insuffisance cardiaque de quelqu'un qui étouffe. Cependant, ce n'est pas un devoir du médecin de lui donner sa religion ou ses principes spirituels, mais de comprendre ce que veut dire telle ou telle réalité et de se former pour être capable de détecter la souffrance totale de l'autre, sa désintégration ou sa désagrégation. Donc, connaître la souffrance spirituelle de son patient, c'est un devoir médical comme celui de savoir reconnaître l'urgence de quelqu'un qui devient psychotique ou qui a une détresse respiratoire. La détresse spirituelle fait partie des symptômes qui appellent une prise en charge de l'être humain, une prise en charge multidimensionnelle et complète, cela veut dire « une prise en charge holistique ». Le médecin doit répondre aux besoins spirituels du patient, tout en restant lui-même. Et s'il renvoie le patient à quelqu'un d'autre qui doit s'occuper du besoin spirituel exprimé, cela ne veut pas dire que « le problème de son patient ne l'intéresse pas » ; il doit le faire de manière à montrer à son patient que « votre problème est très important, il m'intéresse, mais je suis incompétent de vous donner une réponse satisfaisante » ; « je ne suis pas bien formé, je ne le fais pas parce que ce ne sont pas mes convictions, mais je vais faire tout pour que quelqu'un de compétent qui partage vos convictions ou qui a des connaissances le fasse à ma place ». Ça serait cela le sens noble de référer son patient vers un intervenant en soins spirituels ou vers un psychologue ou un psychiatre.

Par ailleurs, si le médecin tâtonne en matière de spiritualité de ses patients, il faut souligner le fait partagé par tous qu'il n'existe pas une définition de la spiritualité qui fait consensus, comme l'indique Obadia : « Évoquer la spiritualité dans ses développements actuels offre un outil adéquat pour décrire ces mille et une manières de qualifier de « spirituelles » des pratiques et des idées modernes. Son acception actuelle se trouve à l'aboutissement d'une histoire des idées, et la spiritualité est lourde des sens qui lui ont été donnés auparavant. D'abord religieux, cet héritage n'a cessé de s'enrichir de nouvelles approches, nouveaux cadres de définition, strates de réflexion s'ajoutant les uns aux autres en modulant le sens de la spiritualité sur une base commune »[73]. Ainsi, il est largement aujourd'hui admis que la spiritualité :

- c'est quelque chose que tout le monde peut expérimenter ;
- c'est une démarche qui aide certaines personnes à trouver un sens et un but dans les choses qu'elles valorisent ;
- c'est une disposition d'esprit qui peut apporter à certains de l'espoir dans les moments de souffrance et de perte de sens ;
- c'est un élan qui encourage à rechercher la paix avec soi-même, avec les autres et avec ce qui se trouve au-delà.

Comme l'affirment Brandt, Dessart, Genia Zhargalma (2021) « la spiritualité est une ressource multidimensionnelle pour faire face à des épreuves de santé » :

« Les traditions religieuses et les diverses formes de spiritualité auxquelles se réfèrent les humains leur fournissent une vision du monde qui donne sens à leur existence. Ces visions du monde répondent à un besoin de cohérence et correspondent à une dimension cognitive... Ensuite les

[73] Obadia, L., (2023), *La spiritualité*, coll. « Repères », Paris, La Découverte, p. 31-44 : « Origines : de la théologie à la psychologie ».

religions et les spiritualités véhiculent des échelles des valeurs et des règles (morales) pour guider l'action et contenir les instincts et pulsions. C'est la dimension éthique de la spiritualité qui règle la dimension comportementale de la spiritualité. Ensuite encore, les traditions religieuses et les courants de spiritualité offrent très souvent l'appartenance à une communauté religieuse ou à un groupe spirituel. C'est la dimension sociale de la spiritualité qui répond à un besoin d'intégration et de soutien. Enfin, les traditions religieuses et les courants de spiritualité proposent aussi de rôle à endosser et présentent des figures exemplaires qui constituent des modèles auxquels s'identifier. C'est la dimension de la construction de l'identité pour laquelle la narrativité constitue un aspect essentiel »[74].

Cette longue et judicieuse observation m'amène à parler de différentes acceptions du terme « spiritualité ». Comme je l'ai fait au début, je signale la difficulté qu'il y a à définir le terme « spiritualité »[75]. « Comment aborder un sujet aussi complexe

---

[74] Brandt, P.-Y., Dessart, G. ; Zhargalma Dandarova.-Robert, G., (2021) « Soins et santé : la spiritualité comme ressource pour le patient et le psychologue », in Roussiau, N. et Renard, E. (dir), (2021) *Psychologie et spiritualité : Fondements, concepts et applications*, Paris, Dunod, p. 72-73.

[75] Quelques références bibliographiques pour approfondir la définition du terme « spiritualité » :

– Roussiau, N. et Renard, E. (dir), (2021) *Psychologie et spiritualité : Fondements, concepts et applications*, Malakoff,, Dunod.

– Nérisson, T. (2021), « Définir la spiritualité : une généalogie des débats », in *Théologiques (Revue Interdisciplinaire des Sciences religieuses),* 29(1), 242–267. https://doi.org/10.7202/1088162ar

– Waaijman, K. (2002), *Spirituality. Forms, Foundations, Methods*, Leuven / Paris / Dudley, Peeters.

– Clarskon M., Pica L., Lacombe H. (2002), « Spiritualité, religion et santé : une analyse exploratoire », in *Enquêtes sociale et de santé Québec 1998.* Québec : Institut de la statistique du Québec, coll. « La santé et le bien-être », p. 603-625.

– Darricau, R. et Peyrous, B. (1991), *Histoire de la spiritualité*, Paris, PUF.

et ambigu ? » soulignent dans leur ouvrage Roussiau et Renard (2021) « Psychologie et spiritualité : Fondements, concepts et applications » : « Le principal écueil dans l'étude de la spiritualité vient de l'utilisation populaire du mot, le sens commun l'associe assez facilement au domaine de l'étrange, au ressenti mystique et à l'impossibilité d'en rendre objectivement compte. Il est de fait largement utilisé dans les propagandes sectaires et les pseudosciences et s'éloigne, pour bon nombre, de l'objet scientifique « politiquement correct »[76]. Donc, dans toute approche de ce concept, une mise garde mérite d'être faite : il faut savoir garder une raisonnable distance critique vis-à-vis des définitions dogmatiques et réductionnistes du concept « spiritualité ». Afin de se forger leur propre opinion et asseoir leur conviction, les médecins doivent examiner méthodiquement et sur un même pied d'égalité toutes les définitions de ce terme et les confronter les unes avec les autres. Car, la spiritualité comporte aujourd'hui des acceptions différentes selon le contexte de son usage. Autrement dit, les différentes définitions de la spiritualité sont aussi hétérogènes aujourd'hui que diverses. Ainsi, bien qu'elles coexistent aujourd'hui, les différentes interprétations du concept « spiritualité » ont chacune des fondements théoriques, voire idéologiques et religieux, qui les justifient en « style de vie », « hygiène de vie », « mode de vie ».

Acception psychologique : la spiritualité définie sous cet angle renvoie à l'étymologie du mot « esprit », du grec ancien ψυχή (psychè) : « âme, souffle de vie ». L'esprit est ici défini comme ensemble des aspects conscients et inconscients du comportement individuel, par opposition à ce qui est purement et matériellement organique (corporel). « La psyché est tout à

– Vecoli, F. (2019), « Spiritualité : l'élaboration d'un concept », in Théologiques, vol.26, n° 2, p. 43-58.
https://id.erudit.org/iderudit/1065194ar /
https://doi.org/10.7202/1065194ar

[76] Roussiau, N. et Renard, E. (2021), *Psychologie et spiritualité : Fondements, concepts et applications,* Malakoff, Dunod, p.15

la fois l'objet et l'instrument de la connaissance. Elle se réfléchit en se reflétant, mais sa connaissance exige un détachement de ce reflet qu'elle se donne d'elle-même »[77] (Kaës, (2004). L'acception psychologique du terme « spiritualité » s'inscrit dans une perspective scientifique, celle de matérialiser l'esprit afin de le rendre connaissable, intelligible. Le terme est désormais défini sous le vocable de « santé mentale », « santé psychique ». De nos jours, on ne parle plus ni de l'âme ni de l'esprit, mais de « psychique ». À certains égards, on peut soutenir que les maux qui autrefois étaient considérés comme des « maladies spirituelles » sont désormais identifiés comme « troubles psychiques » ou « maladies mentales ».

Dans le domaine de la psychologie, et plus particulièrement dans le domaine de la psychologie analytique, la psyché désigne l'ensemble des phénomènes psychiques. Synonyme de l'activité mentale (activité de l'esprit), elle englobe toutes les manifestations conscientes et inconscientes d'un individu. Parmi ces manifestations, on peut citer : l'imagination, la mémoire, l'intuition, la raison, la perception et la volonté comme étant les six principales facultés de l'esprit ou facultés mentales. Et parmi les principales instances du psychisme humain, on cite : la conscience et la conscience de soi, la pensée, l'intelligence et la raison, l'intuition et l'imagination, la réflexion, la volonté et l'amour, l'âme. À ces différentes notions, est corrélée par exemple la « théorie de l'esprit ». D'après la définition qu'on lui donne : « La théorie de l'esprit est une capacité cognitive qui permet de se représenter les états mentaux d'autres individus et d'utiliser ces représentations afin d'expliquer ou de prédire leur comportement ». On lire à ce sujet l'ouvrage

---

[77] Kaës, R. (2004), « La psyché comme objet dans la formation des psychologues : investissement narcissique et investissement objectal », in Mercader P., Henry A.-N. *et al.*, *La formation en psychologie*, Lyon, Presses universitaires de Lyon, p. 177-192

intéressant de Nader-Grosbois, N. (dir), (2011), « La théorie de l'esprit : Entre cognition, émotion et adaptation sociale »[78].

Acception philosophique : la spiritualité se définit comme l'activité de l'esprit en tant qu'il se rapporte à lui-même, indépendant de la matière. Il s'agit de l'« expérience intérieure ». Par conséquent, est compris comme spirituel tout ce qui se rattache à la nature de l'esprit. L'acception philosophique de la spiritualité renvoie nettement à l'exercice de la raison et de la pensée. « Raisonner », « penser », voilà qui définit bien la spiritualité en ce sens que celle-ci renvoie à « l'activité de l'esprit ». Ici, l'« esprit » est défini comme la totalité des phénomènes et des facultés mentales : l'intelligence (le travail intellectuel est un exercice de l'esprit), la raison (faculté qui permet le raisonnement), la perception, l'affectivité, l'intuition, la pensée, le jugement, la morale, la croyance, etc. Sur le plan philosophique, la spiritualité est une notion valide aussi longtemps qu'elle ne fait pas référence à des croyances religieuses ou autres. En tant qu'une démarche conceptuelle, elle est indissociable de la démarche intellectuelle et rationnelle.

Acception humaniste et anthropologique : la spiritualité renvoie au principe qui oriente et organise la vie humaine dans tous ses aspects et dimensions. Dans ce sens que, c'est la spiritualité qui génère notre façon de voir le monde et la place qu'on y occupe. Elle produit le sens qu'on donne à notre vie, à la souffrance, à la maladie et à ce qui arrive après la mort. Elle façonne l'importance et les valeurs qu'on accorde aux différents domaines et aspects de la vie. La spiritualité est « une philosophie de vie », elle déborde les limites des religions pour irriguer les espaces profanes ou séculiers de la société. Elle prend forme dans nos croyances, religieuses ou non, dans les valeurs qu'on acquiert et qu'on priorise, et dans

[78] Nader-Grosbois, N. (dir), (2011), *La théorie de l'esprit : Entre cognition, émotion et adaptation sociale*, Paris-Bruxelles, De Boeck-supérieur.

les rites qui ponctuent nos vies. Elle désigne également la quête de sens, d'espoir, ou de libération. La spiritualité est une invitation à l'introspection, à l'expérience et à l'exploration subjective de sa croyance ou de son rapport au monde. Cet aspect de la spiritualité est commun aux différentes religions et aux différentes philosophies de vie. « Par exemple, les spiritualités du bouddhisme et du christianisme invitent toutes les deux au voyage intérieur, mais la première a pour finalité la fusion avec le cosmos, là où la seconde est conçue comme un dialogue intime avec le divin »[79] (Collange, 2003).

Acception religieuse : selon le *Dictionnaire de spiritualité* en ligne, le mot « spiritualité » est « construit à partir de la racine du mot latin « *spiritus* » (« esprit », mais aussi « souffle ») inspiré du grec « *pneumatikos* ». Le mot latin « *spiritualitas* » (« spiritualité » en français) désigne au XIIIe siècle les idées et pratiques liées à un univers sacré, celui de la religion chrétienne, avant qu'il ne s'ouvre, bien plus tardivement, à d'autres traditions »[80].

En Occident marqué par des longs siècles du christianisme, le terme « spiritualité », est lié à la religion, à la relation de l'être humain avec son Dieu et au salut de son âme. La spiritualité reste une forme particulière de rapport au sacré, dans les limites officielles de la religion, en l'occurrence du catholicisme. Elle ne s'applique à d'autres systèmes de croyances qu'en vertu de similitudes constatées entre les traditions religieuses.

Cependant, de nos jours, l'acception religieuse du terme « spiritualité » renvoie à plusieurs réalités :

1° La spiritualité renvoie à l'animation du corps par un « souffle de vie », autrement dit, par un esprit qui anime la vie

---

[79] Collange, J.-F. (dir), (2003), *Spiritualité en regard : valeurs bouddhistes et valeurs chrétiennes,* Strasbourg, Presses Universitaires de Strasbourg, p.86.

[80] « Spiritualité » in www.dictionnairedespiritualite.com.

de tout être humain. L'esprit renvoie à la notion de « souffle », à cette notion comprise dans le sens de « souffle de vie ». Tout être humain possède un principe de vie qu'on qualifie de « souffle » ou d'« esprit », différent de son corps (matériel).

2° La spiritualité renvoie à mettre en pratique les règles de vie inventées ou imaginées par un fondateur religieux ou philosophique. Il s'agit d'intérioriser les principes de vie préconisés par un maître spirituel. Ainsi on parle de la spiritualité bouddhiste (intérioriser et vivre selon les principes de vie préconisés par Bouda) ; spiritualité musulmane (intérioriser et vivre selon les principes de vie de l'Islam préconisés par Mahomet). Et dans la chrétienté : « la notion de spiritualité est déclinée dans le lexique de l'Église catholique comme label pour différencier différents courants religieux en son sein, selon leurs préférences en termes d'enseignement, de pratiques, d'action missionnaire ou pastorale, et de nature de l'expérience. Il existe officiellement des spiritualités d'ascèse ou de pénitence, monastique, mystique, mendiante, ignatienne, carmélite, salésienne, spiritaine, foucaldienne, urbaine, conjugale,... » (Obadia, 2023). La spiritualité représente donc une expérience religieuse qui prend plusieurs formes qu'il y a d'individus ou des groupes d'individus représentés par la diversité des traditions religieuses.

En définitive, si de toute évidence définir la spiritualité n'est pas une chose aisée en soi : Ne pas réduire la spiritualité à la religion, ni le spirituel au religieux, tel est le point de départ pour comprendre la globalité des soins spirituels afin de mieux les intégrer dans les processus des connaissances universitaires et les approches thérapeutiques. Car, tout être humain a une spiritualité, tout être humain a une dimension spirituelle. Si toute religion est fondée dans et par la dimension spirituelle de l'être humain, toute spiritualité n'est pas une religion. Ayant une spiritualité religieuse ou ayant une spiritualité non religieuse, croyants et non-croyants, athées, agnostiques , tous, ont des besoins spirituels à combler et des aspirations spirituelles qui cherchent l'horizon de leur accomplissement surtout lorsque l'individu est éprouvé par la maladie. Tout être humain est habité par une quête spirituelle qui, dans certains cas, devient aigue pendant la maladie. Voilà pourquoi les soins spirituels méritent d'être intégrés tant aux préoccupations des connaissances universitaires des médecins qu'aux pratiques médicales. La spiritualité est une expression normale, et même un besoin de notre inconscient. La négliger dans les soins de santé provoque un déséquilibre existentiel. La prendre en charge dans les processus thérapeutiques offerts aux patients permet, d'une part, de reconnaître l'interconnectivité des différentes dimensions constitutives de l'être humain souffrant (dimension corporelle, dimension psychique et dimension spirituelle) et, d'autre part, de rencontrer un des besoins fondamentaux de l'être humain dans sa globalité.

Références

Albrecht, L. (2016), « Thérapies holistiques », https://www.therapies-holistiques.ch

Ameline, A.et Roussiau, N. (2021) « Les échelles de spiritualité dans la santé », in Roussiau, N. et Renard, E. (dir), (2021) *Psychologie et spiritualité : Fondements, concepts et applications*, Paris, Dunod, p. 224-225.

Bailly, N. (2009), « Vieillissement, religion et spiritualité » in Roussiau, N. (dir), *Psychologie sociale de la religion*, Rennes, Presses Universitaires de Rennes.

Bailly, N., Roussiau, N., Fleury-Gahi, G., (2011), « Étude des liens entre croyances religieuses et spirituelles, la santé et l'âge », in *Bulletin de Psychologie*, vol.16, n° 2, p. 51-57.

Bélanger, B., Beauregard, L., Bélanger, M., Bergeron, Bergeron, C., (2019), *Compendium sur la pratique de la note au dossier en soins spirituels. Des concepts et des guides*, Québec, CSanté.

Besson, J.,(2019), « Médecine et spiritualité, deux univers qui ont beaucoup à se dire », in *Vaud,* 24 heures | Lundi 5 août 2019, p.4. https://www.formation-continue-unil-epfl.ch/wp-content/uploads/2023/04/page_4_24heures_REGION_2019-08-05.pdf

Biot, C., Guimard, F., Hortala, F., « La dimension spirituelle de l'homme » in Biot, C., Guimard, F., Hortala, F.,

Mourir vivant : comment ?, Paris, Éditions de l'Atelier, 1996, p. 101-130.

Bouchet, A. et Masson, J.L. (1980), *Les localisations anatomiques de l'âme au cours de siècles,* https://www.biusante.parisdescartes.fr/sfhm/hsm/HSMx1980x014x001/HSMx1980x014x001x0095.pdf

Brandt, P.-Y., Dessart, G. ; Zhargalma Dandarova.-Robert, G., (2021) « Soins et santé : la spiritualité comme ressource pour le patient et le psychologue », in Roussiau, N. et Renard, E. (dir), (2021) *Psychologie et spiritualité : Fondements, concepts et applications*, Paris, Dunod, p. 70-75.

Buchter S., (2022), *Intégrer la spiritualité dans les soins,* 2022. Doi : 10.1016/j.soin.2022.05.008.

Cazin, B., (2015), *Dieu m'a donné rendez-vous à l'hôpital. Itinéraire spirituel d'un prêtre-médecin*, Paris, Bayard, p.45.

Charette, N. & Bastien, G., (2018), *Soins spirituels. Un baume dans l'épreuve,* Montréal, Médiaspaul/ Canada

Clarskon M., Pica L., Lacombe H. (2002), « Spiritualité, religion et santé : une analyse exploratoire », in *Enquêtes sociale et de santé Québec 1998.* Québec : Institut de la statistique du Québec, coll. « La santé et le bien-être », p. 603-625.

Collange, J.-F. (dir), (2003), *Spiritualité en regard : valeurs bouddhistes et valeurs chrétiennes,* Strasbourg, Presses Universitaires,

Collaud, T. (2013), *Démence et résilience : mobiliser la dimension spirituelle,* Bruxelles, Lumen Vitae.

Comte-Sponville, A. (2006), *L'esprit de l'athéisme : Introduction à une spiritualité sans Dieu*, Paris, Albin Michel.

Darricau, R. et Peyrous, B. (1991), *Histoire de la spiritualité*, Paris, PUF.

Dinu, C.E., et Dinu,A.L, (2016) « L'assistance spirituelle dans l'espace hospitalier. Représentations, discours et actions dans un milieu orthodoxe », in Brandt P.-Y et Besson, J., *Spiritualité en milieu hospitalier*, coll. « Psychologie et Spiritualité », Genève, Labor et Fides, p. 87-106

Dover, L.J., Bacon, J.M. (2001), *«* Soins spirituels dans la pratique infirmière : un aperçu détaillé *», in Nurs Forum.* 2001;36(3):
18-28. 10.1111/j.1744-6198.2001.tb00245.x *[DOI]*

Fischer, G.N., (2008), *L'expérience du malade. L'expérience intime*, Malakoff, Dunod

Fromaget, M., (2017), *Corps-âme-esprit. Introduction à l'anthropologie ternaire,* Paris, Almora

Fromaget, M., (2009) « Anthropologie et soins de santé, les trois dimensions de la personne humaine », in *Spiritualitésanté*, Hiver-printemps 2009, p 12 - 22.

Fuller, R.C., (2001), *Spiritual but not Religious: Understanding unchurched America*, New-York, Oxford University Press.

Galek, K.,Flannelly, K.J.,Vane, A., et Galek, R.M. (2005), « Assessing a Patient's Spiritual Needs. À Comprehensive Instrument», in *Holistic Nursing Practice* 19(2), p 62-69, March 2005.PMID : 15871588 DOI : 10.1097/00004650-200503000-00006

Gramaget, M., (2017), *Corps-âme-esprit - Introduction à l'anthropologie ternaire*, Paris, Éditions Almora.

Grand 'Maison, J. (2013), *Une spiritualité laïque au quotidien. Neuf voies d'accès au spirituel,* Montréal, Novalis.

Henderson, V. (1969), *Principes fondamentaux des soins infirmiers*, Genève, O.M.S., p.8.

Herz, J. (2011), *L'âme entre le corps et l'esprit,* coll. « Nouvelle psychologie spirituelle », Paris, Éditions ECCE.

Jobin, G., (2012), *Des religions à la spiritualité. Une appropriation biomédicale du religieux dans l'hôpital*, Bruxelles, Lumen Vitae.

Jobin, G., Legault, A., Pujol, N. (dir), (2017), *L'accompagnement de l'expérience spirituelle en temps de maladie,* coll. « Religio », Louvain-la-Neuve, Presses Universitaires de Louvain

Josephson, A.M. et Wiesner, I.S. (2004), «Worldview in psychiatric assessment », in Josephson, A.M. and Peteet, J.R. (ed), *Handbook of Spirituality and Worldview in clinical practice,* Arlington,VA, American Psychatric Publishing, p.16.

Juguet, M. (2010), « Représentation du spirituel dans les soins palliatifs. Proposition d'un repère et d'une méthodologie pour sa définition », in *Médecine palliative : soins de support – accompagnement – éthique*, vol.9, n° 4, p.205-213

Kaës, R. (2004), « La psyché comme objet dans la formation des psychologues : investissement narcissique et investissement objectal », in Mercader P., Henry A.-N. *et al., La formation en psychologie*, Lyon, Presses universitaires de Lyon, p. 177-192

Keller, P.-H., (2006), *Le dialogue du corps et de l'esprit*, Paris, Odile Jacob

Klein, J.-P., (2010), *L'art-thérapie,* (7e éd.) Paris : PUF.

Koenig, H.G. (2008), *Medicine, Religion and Health. Where science and spirituality meet,* West Conshohocken, Templeton Foundation Press,

Koenig, H.G., (2010), *Medecine, Religion and Health: where Science and Spirituality meet*, West-Conshohochen, Templeton Foundation Press

Labbé, B. & Dupont-Beurier, *Le corps et l'esprit*, coll. « Les goûters philo », Paris, Éditions Milan

Lalau, J.-D. (2020), « Le cure et le care ». 2020 published by Elsevier. This manuscript is made available under the Elsevier user license.
https://www.elsevier.com/open-access/userlicense/1.0

Levin, J. S. (2001). « Preface » in: Koenig H.G McCullough, M. E., & Larson, D. B., *Handbook of Religion and Health*, New York: Oxford University Press.

Levin, J.S. (1996) « Religion and Health: is there an association, is it valid and is it causal? » in *Social Science Medicine*, vol.38, n° 11, p.1475-1482.

Levin, J.S. (1996), « Is there a religious factor in health? » in *Journal of Religion and Health,* nr 26, p.9-36.

Maisonneuve, J., (2009), *Les conduites rituelles,* Coll. « Que sais-je ? », Paris, Presses Universitaires de France, p.6.

Marin, C., (2013) « La maladie/ entre crise et critique », in *Spiritualitésanté*, Vol. 6 n°3, p. 15-26

Martins, H., Dias Domingues, T., Caldeira, S. (2020), « Bien-être spirituel chez les patients atteints de cancer subissant une chimiothérapie en milieu ambulatoire : une étude transversale » *in J Holist Nurs.* 2020;38(1):68-77. 10.1177/0898010119858269 [DOI] [PubMed

McSherry W, Jamieson S. (2011), « Une enquête en ligne sur les perceptions des infirmières concernant la spiritualité et les soins spirituels : une enquête en ligne sur les perceptions des infirmières » in *Journal Clinical Nursing,* 2011;20(11-12):1757-1767. 10.1111/j.1365-2702.2010.03547.x

Murgia C, Notarnicola I, Rocco G, Stievano A. (2020), « Spiritualité en soins infirmiers : une analyse conceptuelle » in *Nurs Ethics*, 2020;27(5):1327-1343. 10.1177/0969733020909534

Nader-Grosbois, N. (dir), (2011), *La théorie de l'esprit : Entre cognition, émotion et adaptation sociale*, Paris-Bruxelles, De Boeck-supérieur.

Nérisson, T. (2021), « Définir la spiritualité : une généalogie des débats », in *Théologiques (Revue Interdisciplinaire des Sciences religieuses),* 29(1), 242–267. https://doi.org/10.7202/1088162ar

Obadia, L., (2023), *La spiritualité*, coll. « Repères », Paris, La Découverte.

Pelletier, C. et Couillard, J.-F. (2021). *Projet pilote : Service en soins spirituels au soutien à domicile, secteur de la Matapédia.* Présentation dans le cadre d'une rencontre avec les intervenants du soutien à domicile au Centre intégré de santé et de services sociaux du Bas-Saint-Laurent.

Pelletier, L. (2015), « « L'art-thérapie : un chemin spirituel devant la souffrance de l'âme », in *SpritualitéSanté* 1er avril 2015, https://www.chudequebec.ca/a-propos-de-nous/publications/revues-en-ligne/spiritualite-sante/dossiers/sda/l'art-therapie-un-chemin-spirituel-devant-la-souff.aspx

Pujol, N., Jobin, G.& Beloucif, S., (2014), « Quelle place pour la spiritualité dans le soin ? », in *Esprit,* Juin 2014, n° 405, p. 75-89.

Ramezani M, Ahmadi F, Mohammadi E, Kazemnejad A., (2014) « Soins spirituels en soins infirmiers : une analyse conceptuelle *» in International Nursing Review.* 2014;61(2):211-219. 10.1111/inr.12 099

Renard, E., Bichérri-Barron, E. et Roussiau, N. (2019), « La spiritualité areligieuse : perspectives appliquées dans la santé » in Gaymard, S. (dir), *Psychologie sociale appliquée aux grandes thématiques contemporaines,* Coll. « Logiques sociales », Paris, L'Harmattan, p. 85-96.

Rivest, Stéphane. (2019). « INSPIRE : un modèle d'intervention spirituelle destiné aux personnes en soins palliatifs », *Bulletin de l'Association québécoise de soins palliatifs*, vol. 27, no 2, p. 16-19.

Roos, L. (2006), «Spiritual care in nursing: an overview of the research to date », in *Journal of clinical nursing*, 15, 7, p.852-862.

Roussiau, N. et Renard, E. (2021), *Psychologie et spiritualité : Fondements, concepts et applications,* Malakoff, Dunod, p.15

Santé Estrie, Les bienfaits des soins spirituels. https://www.santeestrie.qc.ca/clients/SanteEstrie/soins-services/Themes/personnes-agees/Depliant_Soins_spirituels_juillet2010.pdf

Schaller, M.-D. (2009), « Le médecin face à la dimension spirituelle de son patient » in Actes du symposium du samedi 31 janvier 2009 organisé par les équipes d'aumônerie et le service pastoral du CHC, *Quelle place pour la spiritualité dans les soins ? Donner corps au spirituel*, p. 13-14. https://www.saintluc.be/sites/default/files/library/aumonerie/2023-07/ASL_Quelle-place-pour-la-spiritualit%C3%A9-dans-les-soins.pdf

Simard, N., (2006), « Spiritualité et santé », in *Reflets*, vol.12, n° 1, p. 149-157.

« Spiritualité » in www.dictionnairedespiritualite.com.

Tavares, A.P., Martins, H., Pinto, S., Caldeira, S., Pontífice Sousa, P., Rodgers, B., (2022) « Réconfort spirituel, soutien spirituel et soins spirituels : une analyse conceptuelle simultanée » in *Forum des infirmières* (*Nursing Forum*), n° 57, p.1559- 1566. ID PM : PMC10099816 ID PM : 36 448 491

Touze, A. (2018), *Les 5 sens*, (Illustrations de Marc-Etienne Peintre), Paris, Éditions Milan.

Vecoli, F. (2019), « Spiritualité : l'élaboration d'un concept », in Théologiques, vol.26, n°2, p.43-58. https://id.erudit.org/iderudit/1065194ar / https://doi.org/10.7202/1065194ar

Vick Randy,M. (2003). « A Brief History of Art Therary », dans Cathy A. Malchiodi (Dir.), *Handbook of Art Therapy,* New York, Guilford, p. 5-16.

Vonarx, N. (2014), « La spiritualité et la santé | entre contestation salutaire et réduction scientifique », in *SpiritualitéSanté.* https://www.chudequebec.ca/a-propos-de-nous/publications/revues-en-ligne/spiritualite-sante/dossiers/la-spiritualite-dans-les-services-et-les-soins-de/la-spiritualite-et-la-sante-entre-contestation-sal.aspx

Waaijman, K. (2002), *Spirituality. Forms, Foundations, Methods*, Leuven / Paris / Dudley, Peeters.

Table des matières

Structures éditoriales du groupe L'Harmattan

L'Harmattan Italie
Via degli Artisti, 15
10124 Torino
harmattan.italia@gmail.com

L'Harmattan Hongrie
Kossuth l. u. 14-16.
1053 Budapest
harmattan@harmattan.hu

L'Harmattan Sénégal
10 VDN SICAP AMITIE 3
BP 45034 Dakar-Fann
direction@senharmattan.com

L'Harmattan Cameroun
Tsinga/Derrière polyclinique FECAFOOT
BP 11486 Yaoundé
Jacques.koukam@harmattan.fr

L'Harmattan Burkina Faso
Villa 281, secteur 23 623, rue 14.32
Ouagadougou
zagbie@outlook.fr

L'Harmattan Guinée
Almamya, rue KA 028 OKB Agency
BP 3470 Conakry
harmattanguinee@yahoo.fr

L'Harmattan RDC
185, avenue Nyangwe
Commune de Lingwala – Kinshasa
matangilamusadila@yahoo.fr

L'Harmattan Congo
219, avenue Nelson Mandela
BP 2874 Brazzaville
deunovmikhael@gmail.com

L'Harmattan Mali
Immeuble Mgr Jean Marie Cissé
Aci Hamadallaye
BP 145 Bamako
syllaka@yahoo.fr

L'Harmattan Togo
Djidjole – Maison Amela
face EPP BATOME
02 BP 20680 Lomé
didieramela11@gmail.com

L'Harmattan Côte d'Ivoire
Résidence Karl – Cité des Arts
Abidjan-Cocody
03 BP 1588 Abidjan
harmattan.ivoire@gmail.com

L'Harmattan Bénin
Rue 604, (Immeuble à l'entrée
de la rue UCAO- Cite de Saint-Jean)
Cotonou
stepcorpus@gmail.com

Nos librairies en France

Librairie internationale
16, rue des Écoles
75005 Paris
librairie.internationale@harmattan.fr
01 40 46 79 11
www.librairieharmattan.com

Librairie des savoirs
21, rue des Écoles
75005 Paris
librairie.sh@harmattan.fr
01 46 34 13 71
www.librairieharmattansh.com

www.ingramcontent.com/pod-product-compliance
Lightning Source LLC
LaVergne TN
LVHW051409061026
849535LV00009B/3439
9782336547084